《本草綱目》和《黃帝內經》
中的女人養顏經

張小暖◎著

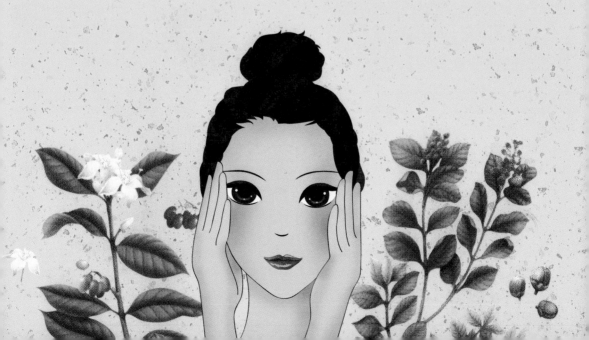

人體正面穴位圖

按摩是通過手法作用在人體體表和穴位上，可以起到一個生物物理作用和生物化學作用，這樣就達到了舒經活絡、宣通氣血、緩解肌肉痙攣、活血化瘀、消腫止痛、散風、祛寒的目的。這樣，既可以強身，也可以養顏。

乳中
豐胸、月經失調

乳根
豐胸、美乳、浮腫

膻中
咳嗽、氣喘、心悸、心煩、胸部疼痛

鳩尾
心悸、手腳冰涼、多夢、煩躁

通穀
胸悶、氣喘、消化不良

上脘
腹部腫痛、局部循環待滯

中脘
大便乾燥、食欲不振、消化不良

水分
水腫、肥胖

氣海
痛經、手腳冰涼、消化不良

關元
月經不調、中氣不足、消化不良

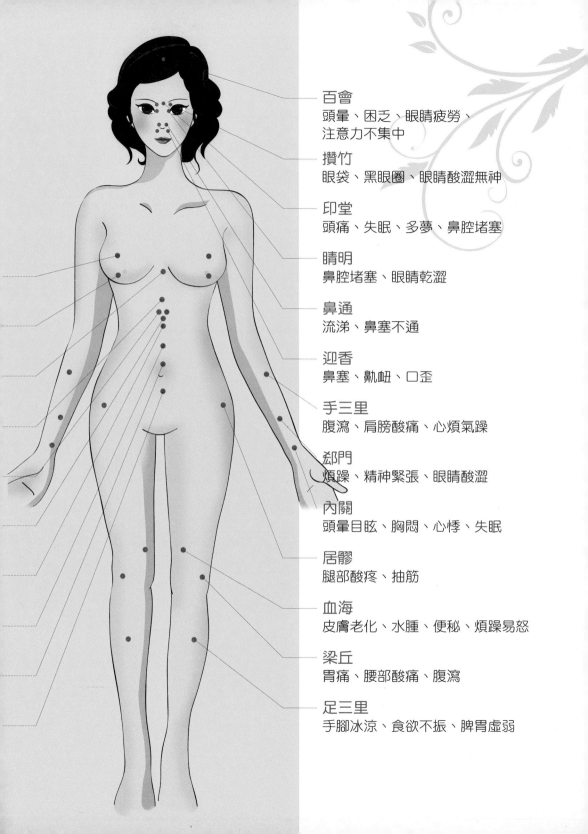

百會
頭暈、困乏、眼睛疲勞、
注意力不集中

攢竹
眼袋、黑眼圈、眼睛酸澀無神

印堂
頭痛、失眠、多夢、鼻腔堵塞

睛明
鼻腔堵塞、眼睛乾澀

鼻通
流涕、鼻塞不通

迎香
鼻塞、鼽衄、口歪

手三里
腹瀉、肩膀酸痛、心煩氣躁

郄門
煩躁、精神緊張、眼睛酸澀

內關
頭暈目眩、胸悶、心悸、失眠

居髎
腿部酸疼、抽筋

血海
皮膚老化、水腫、便秘、煩躁易怒

梁丘
胃痛、腰部酸痛、腹瀉

足三里
手腳冰涼、食欲不振、脾胃虛弱

人體背面穴位圖

你可能會有這樣的感受，當你感到腰酸背痛、非常疲勞時，如果有人幫你捶捶背部、按摩一下背部，會使你感覺輕鬆許多。這說明人們早就知道刺激背部的穴位、經絡有治病保健的功效。

人體背部的脊柱及脊柱的兩側，分布著豐富的脊神經和許多重要穴位，與四肢、內臟器官有廣泛的聯繫。經常的刺激背部組織與穴位，通過神經系統和經絡的傳導，促進局部乃至全身的血液循環，增加內分泌與消化的功能，提高人體的免疫力和抗病能力，從而達到養生保健的目的。

風府
感冒、發燒、頭疼

肩井
肩膀酸痛、落枕、失眠、煩躁不安

風池
感冒、頭暈目眩、注意力不集中、流鼻血

肩外俞
肩周炎、肌肉酸疼、落枕

大椎
頭暈目眩、頸椎病、肩膀酸痛

風門
落枕、感冒、頭暈目眩

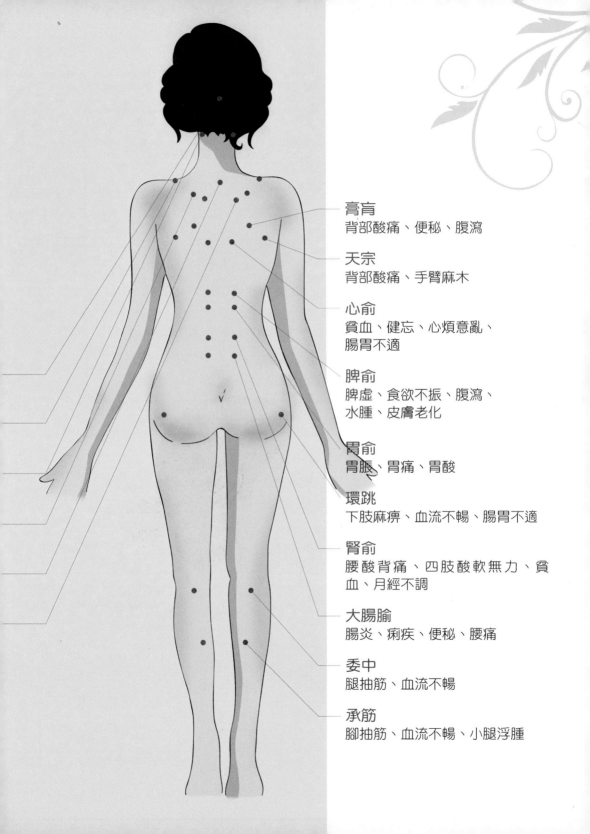

膏肓
背部酸痛、便秘、腹瀉

天宗
背部酸痛、手臂麻木

心俞
貧血、健忘、心煩意亂、
腸胃不適

脾俞
脾虛、食欲不振、腹瀉、
水腫、皮膚老化

胃俞
胃脹、胃痛、胃酸

環跳
下肢麻痹、血流不暢、腸胃不適

腎俞
腰酸背痛、四肢酸軟無力、貧
血、月經不調

大腸腧
腸炎、痢疾、便秘、腰痛

委中
腿抽筋、血流不暢

承筋
腳抽筋、血流不暢、小腿浮腫

面部按摩的作用

　　面部按摩可以增進我們的血液循環，給我們的面部組織輸送營養，增加氧氣的運送，促進細胞新陳代謝；幫助皮膚排出毒素和二氧化碳，減少臉部油脂的分泌、堆積；讓皮膚的組織緊密且富有彈性；減少臉部浮腫，減緩皮膚鬆弛，有效防止皮膚衰老；清心明目，解除工作疲勞和肌肉的緊張感。

　　面部按摩不是只有在美容院才能進行，我們只要找準幾個簡單的穴位，自己在家中對著鏡子就可以進行簡易的面部按摩，在按摩前，為了減少皮膚的摩擦和促進皮膚養分吸收，我們一般要塗一些適宜的面霜。

　　在進行臉部按摩的時候，力道不宜過重，用中指和無名指按摩最為合適。按摩的動作要有節奏韻律感，速度不宜太快或太慢，按摩的速度最好與心臟跳動的速度大約一致。

印堂
額頭紋、頭痛

絲竹空
眼睛腫痛、牙疼、頭疼

瞳子髎
面部痙攣、偏頭疼、牙齦腫痛

太陽
面部麻痺、魚尾紋、麥粒腫

下關
牙疼、耳鳴、口眼歪斜

頰車
面癱、牙疼

耳門
牙疼、下頜關節炎

翳風
口眼歪斜、牙疼、耳鳴

聽會
耳鳴、耳朵腫脹

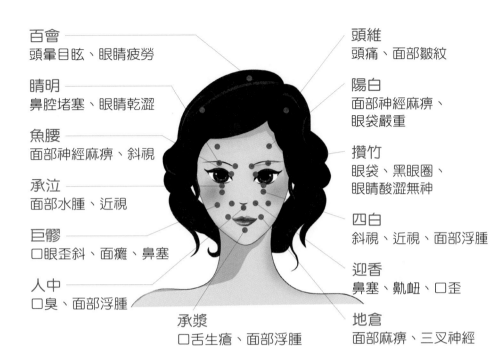

百會
頭暈目眩、眼睛疲勞

頭維
頭痛、面部皺紋

睛明
鼻腔堵塞、眼睛乾澀

陽白
面部神經麻痺、
眼袋嚴重

魚腰
面部神經麻痺、斜視

攢竹
眼袋、黑眼圈、
眼睛酸澀無神

承泣
面部水腫、近視

四白
斜視、近視、面部浮腫

巨髎
口眼歪斜、面癱、鼻塞

迎香
鼻塞、衄衄、口歪

人中
口臭、面部浮腫

承漿
口舌生瘡、面部浮腫

地倉
面部麻痺、三叉神經

面部按摩方法

　　按摩臉部的時候，身體狀況要穩定，找穴點要準確，按摩的時候要有節奏感，力度適中，快而有序。

　　1.使用部位為手掌和指腹。這種方法適用於面部。

　　2.用拇指及食指輕捏面部皮膚，一捏一鬆之間要有節奏感，力度輕盈。

　　3.指腹由內向外，由下向上的螺旋式或圓形按摩。此法適用於面部或額部。

　　4.用手指指腹點、按、壓、拍、琢、彈、撥。此法用於頸部、面部、下頷部位。

五臟、五色、五味

　　肝與青色相合，肝病宜吃甜食；粳米、牛肉、大棗、葵菜都是甜的。心與紅色相合，心病宜吃酸物；小豆、狗肉、李子、韭菜都是酸的。肺與白色相合，肺病宜吃苦食；小麥、羊肉、杏、薤都是苦味的。脾與黃色相合，脾病宜吃鹹食；大豆、豬肉、板栗、藿都是鹹味的。腎與黑色相合，腎病宜吃辛食；黃黍、雞肉、桃、蔥都是辛味的。

　　辛味有發散作用，酸味有收斂作用，甘味有弛緩作用，苦味有降燥作用，鹹味有軟堅作用。用毒藥攻伐邪氣，以五穀為滋養，五果為輔助，五畜肉為補益，五菜為補充。用穀肉果菜氣味調和服食，可以補益精氣。五穀、五肉、五果、五菜，都有辛酸甘苦鹹味，五味各有作用，有的可發散，有的可收斂，有的可鬆緩，有的可堅燥，有的可軟堅，治病時根據四時五臟的具體情況，適當選用五味。

心與容顏

　　心主血脈，其華在面，心氣能推動我們人體血液的運行，從而將營養物質輸送到身體各個部分。我們的面部是人體中血脈最豐富的地方。心臟功能盛衰都可以從面部的色澤上表現出來。心氣旺盛，心血充盈，表現在臉上就是面部紅潤光澤。若心氣不足，心血少，面部供血不足，我們的皮膚就得不到滋養，臉色自然蒼白無光。

五臟、五色、五味圖

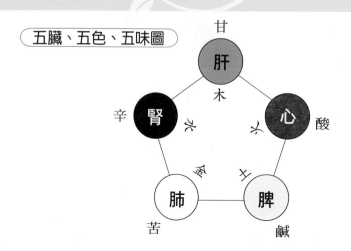

肝與容顏

　　肝主藏血，主疏泄，能調節血流量和調暢全身氣機，使氣血平和，面部血液運行充足，表現為面色紅潤光澤。若肝之疏泄，沒有發揮應有的作用，這就會造成我們體內氣機不調，血液不暢通，淤積在臉上，這時候的臉色就會泛青，或者出現黃褐斑。肝血不足，面部的皮膚就好像得不到滋養的花，皮膚缺少血液滋養，則面色無華，暗淡無光，眼睛乾澀，容易出現視覺模糊。

脾與容顏

　　脾為後天之本，氣血生化之源。脾胃功能健運，則人體內的氣血就旺盛，臉色就會紅潤，肌膚彈性良好。反之，脾失健運，氣血津液不足，不能營養顏面，其人必精神萎靡，唇色淡白，萎黃不澤。

肺與容顏

　　肺主皮毛。肺的氣機以宣降為順，我們是通過肺氣的宣發和肅降，才能使氣血津液散佈到全身。若肺功能失常日久，則肌膚乾燥，面容憔悴而蒼白，沒有血色。

腎與容顏

　　腎主藏精。腎精充盈，腎氣旺盛時，五臟功能也將正常運行，氣血旺盛，容貌不衰。當腎氣虛衰時，你的臉色容易發黑，兩鬢容易長白頭髮，牙齒脫落，耳朵失聰，有早衰現象。

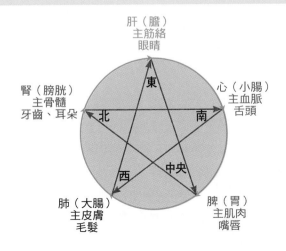

足部反射區

　　中醫學認為，腳是人的第二心臟，人的腳底有著非常多的經絡和穴位，通過足底按摩可以使人的體溫升高，改善毛細血管的功能，不僅能有養生的效果，還能達到養顏的目的。足療對女性確實可以有美容保健的作用：因為人體足部可以說是身體各個器官中最為平整的部分，雖然皮膚相對較厚，但是毛細血管密集且豐富。足部遠離心臟，是血液循環最弱的地方，所以，按摩足部會讓我們足底溫度升高，血液流速加快，減輕我們的心臟負擔，讓我們全身的血氣輸送暢通無阻，從而激發皮膚細胞的活力，加速其新陳代謝，減少色素沉著，從而使得肌膚白皙柔嫩且富有彈性。

1. 側頭　偏頭疼、頭暈眼花
2. 松果腺　腦震盪、高血壓、失眠
3. 頭　高血壓、腦震盪、頭痛、失眠
4. 鼻　急性鼻炎、流鼻血
5. 腦下垂體　腦垂體、甲狀腺
6. 脖子　頸部酸疼、頸椎病
7. 甲狀腺　甲狀腺亢進、甲狀腺功能減退
8. 食管　甲亢、食道炎
9. 心臟　冠心病、胃潰瘍、消化不良
10. 太陽神經叢　頭痛、面癱、失眠、耳鳴
11. 胃　胃酸、胃脹、消化不良
12. 胰臟　糖尿病、胰腺癌
13. 十二指腸　腹部飽脹、消化不良
14. 橫行結腸　便秘、腹瀉
15. 輸尿管　輸尿管結石、輸尿管炎症、高血壓
16. 膀胱　腎結石、膀胱炎、高血壓
17. 尾骨　腰椎間盤突出
18. 生殖器　月經量減少、月經不調、痛經

足底按摩方法

1.做足療之前，應該先用溫水泡一下腳，先讓足部毛細血管張開，這樣按摩才能更有效果。

2.按摩足部的力量一定要有力度，因為按摩足部只有一定的力度才會有痛感，我們所說的痛感是一種滲透的力，而不是生硬的，表面刺激的力。

3.按摩足部的時候，力度一定要均勻，力度不能忽大忽小。

4.相對於足部的一些穴位，按摩的時候一定要準確，避免挫傷骨骼，造成皮下出血紅腫。

5.足部按摩的時間相對要長久一些，因為如果力度運用沒有持久性，就會出現左腳按摩發熱、輕鬆，右腳溫度和輕鬆感差於左腳，這樣按摩效果就會差一些。

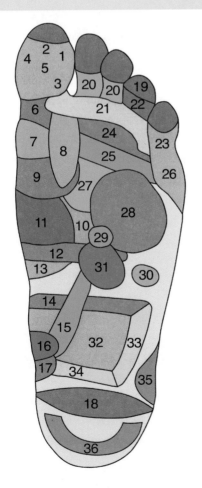

㉒ 鼻竇 鼻竇炎、頭痛、中風、失眠

⑳ 眼 結膜炎、角膜炎、近視、散光

㉑ 淋巴腺 各種炎症、發燒、胸部腫脹

㉒ 耳 中耳炎、耳鳴

㉓ 耳（扁桃腺） 扁桃體炎

㉔ 僧帽機 背痛、肌肉酸痛

㉕ 左肺 肺氣腫、肺炎

㉖ 肩部 雙手麻木、肩周炎

㉗ 左氣管 感冒、支氣管炎

㉘ 心臟 冠心病、高血壓、心肌炎

㉙ 腎上腺 哮喘、關節炎

㉚ 脾臟 脾虛、腹瀉、消化不良

㉛ 腎臟 腎結石、關節炎、浮腫

㉜ 小腸 腹瀉、腹痛

㉝ 上行結腸 便秘、腹瀉、腹痛

㉞ S狀結腸 便秘、腹瀉、急性腸炎

㉟ 膝 腎虛、下肢無力

㊱ 肛門 痔瘡、脫肛

手與健康

經絡學是闡明經絡在人體生命活動過程中的生理作用和病理變化規律的一門學說。《靈樞・經別》指出:「十二經脈者,人之所以生,病之所以成,人之所以治,病之所以起,學之所始,工之所止也。」經絡是氣血運行的通道,經絡系統功能正常,則氣血通暢,身體健康。

手上共有六條經絡通過。手指位於人體末端,遠離心臟,是陰陽經脈氣血起始交接的部位。肺經止於拇指少商穴,大腸經起始於食指商陽穴,心包經止於中指中沖穴,三焦經起始於無名指關沖穴,心經止於小指少沖穴,小腸經起始於小指少澤穴。

在雙手中有十二條正經經脈的86個經穴和224個奇穴,手部的穴位與體內所有器官均有關係。手掌連結著人體的前部器官,手背連結著人體的後部器官。

由於手上經絡的循行、穴位的集中,五個手指可分別代表不同的身體系統,拇指為肺經循行部位,與呼吸系統有著密切的聯繫;食指為大腸經循行部位,聯繫著消化系統;中指為厥陰經循行部位,反映循環系統和內分泌系統的健康狀況;無名指為少陽經循行部位,反映神經系統和內分泌系統的健康狀況;小指為太陽經和少陰經循行部位,可以反映心和小腸,腎和膀胱的病變,主要聯繫著循環系統和泌尿生殖系統。另外,大魚際為太陰經循行部位,反映消化系統的病變;小魚際為少陰經循行部位,反映腎功能的強弱。

因此,身體內部任何一個部位有無異常,都可由經絡穴位傳遞到手部,疾病的信號更會通過神經、血管和經絡反映到手掌的不同部位上來。手掌上不同部位的變化,其中特異性和規律性的改變,就是望手診病的根本依據。

醫學家在長期的實踐中發現,人類臟腑器官的變化,會相應地反映到指甲上來。只要時常注意觀察指甲上的微妙變化,就可預測身體的健康狀況。雙手的十指指甲反映的疾病既有相同點也有不同點,並且存在一定的規律性。

一般來說,拇指指甲多反映頭部、頸部病變;食指指甲反映頭部以下膈肌以上之間的病變(包括上焦、胸、心肺等);中指指甲反映膈以下至臍以上指尖的病變(包括中焦、肝、膽、脾、胃等臟腑疾病);無

名指指甲反映臍以下至二陰之上區間的病變（包括下焦、腎、膀胱、腸道等疾病）；小指指甲反映二陰以下以及下肢的病變（下焦、二陰、兩下肢等）。所以，如果不同的指甲上出現了病理變化，就要注意其所對應的身體部位了。

手部反射區

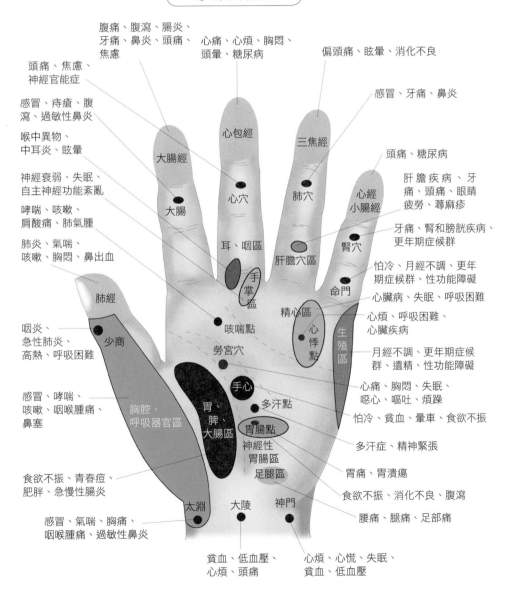

腹痛、腹瀉、腸炎、牙痛、鼻炎、頭痛、焦慮

心痛、心煩、胸悶、頭暈、糖尿病

偏頭痛、眩暈、消化不良

頭痛、焦慮、神經官能症

感冒、痔瘡、腹瀉、過敏性鼻炎

喉中異物、中耳炎、眩暈

神經衰弱、失眠、自主神經功能紊亂

哮喘、咳嗽、肩酸痛、肺氣腫

肺炎、氣喘、咳嗽、胸悶、鼻出血

感冒、牙痛、鼻炎

頭痛、糖尿病

肝膽疾病、牙痛、頭痛、眼睛疲勞、蕁麻疹

牙痛、腎和膀胱疾病、更年期症候群

怕冷、月經不調、更年期症候群、性功能障礙

心臟病、失眠、呼吸困難

心煩、呼吸困難、心臟疾病

月經不調、更年期症候群、遺精、性功能障礙

心痛、胸悶、失眠、噁心、嘔吐、煩躁

怕冷、貧血、暈車、食欲不振

多汗症、精神緊張

胃痛、胃潰瘍

食欲不振、消化不良、腹瀉

腰痛、腿痛、足部痛

心煩、心慌、失眠、貧血、低血壓

貧血、低血壓、心煩、頭痛

感冒、氣喘、胸痛、咽喉腫痛、過敏性鼻炎

食欲不振、青春痘、肥胖、急慢性腸炎

感冒、哮喘、咳嗽、咽喉腫痛、鼻塞

咽炎、急性肺炎、高熱、呼吸困難

心包經　三焦經　大腸經　心穴　肺穴　心經　小腸經　大腸　耳、咽區　肝膽穴區　腎穴　命門　精心區　心悸點　生殖區　手掌區　咳喘點　勞宮穴　肺經　少商　手心　多汗點　胃腸點　胃、脾、大腸區　胸腔、呼吸器官區　神經性胃腸區　足腿區　太淵　大陵　神門

指甲九疇十區劃分法

根據中醫的實踐經驗，有些手相專家把指甲劃分為十區，這種劃分法被稱為九疇十區劃分法。這十區分別對應人體的臟腑器官，因此觀察此十區的變化，即可瞭解身體健康的狀況。

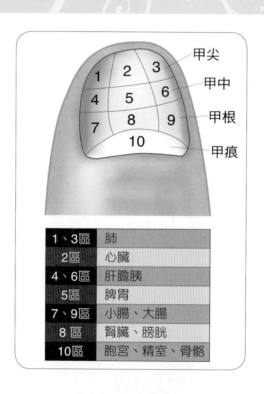

1、3區	肺
2區	心臟
4、6區	肝膽胰
5區	脾胃
7、9區	小腸、大腸
8區	腎臟、膀胱
10區	胞宮、精室、骨骼

指甲色澤	通常是淡粉紅色，但若太常使用指甲油、去光水，也會使指甲變黃。
指甲的韌度	用其他手指按壓指甲尖端，若能略為彎曲表示硬度剛好，若太軟也表示指甲不健康。
指甲板是否光滑	有時從側面觀看會發現溝痕，那就要多滋養指甲讓情況改善。
周圍皮膚	指甲周圍皮膚若是過於乾燥、粗糙，就要利用按摩與保養改善情況。
指甲的病徵	指甲可以反映健康狀況，觀察指甲的變化，可以瞭解身體有哪些病徵。

指甲與人體部位的對應關係

雙手的指甲與人體部位有著一定的對應關係，根據這種對應關係就可以診斷身體相應部位的健康狀況。

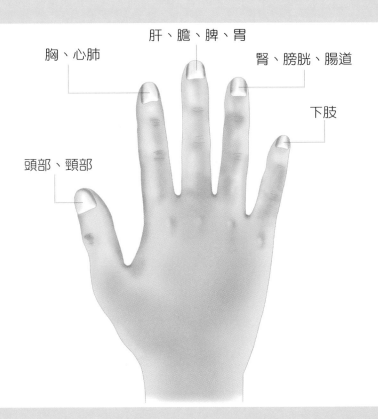

肝、膽、脾、胃

胸、心肺

腎、膀胱、腸道

下肢

頭部、頸部

指甲過白	慢性貧血或肝、腎有問題。
白斑	缺乏鋅，可由海產類、菠菜、菇類、穀類、葵瓜子等攝取補充。
容易破裂	缺乏鐵質，可由深綠色葉菜類、魚類、豆類、穀類等補充。
指甲過黃	缺乏維生素E，也可能是淋巴系統、呼吸系統有問題。維生素E可由深綠色蔬菜、水果中攝取。
凹凸不平	若出現一條條的條紋，可能是肝不好。

手指與經絡及人體系統的對應關係

手指位於肢體末端，共有六條經絡循行經過，因此手指的形態變化與健康有密切的關係。據研究，不同手指對應著不同的臟腑器官，並反映著所對應器官的病理變化。

根據經絡與人體系統的關係，可推斷出手指與人體系統之間的對應關系，從而通過手指的變化，就可瞭解身體不同系統的健康狀況。

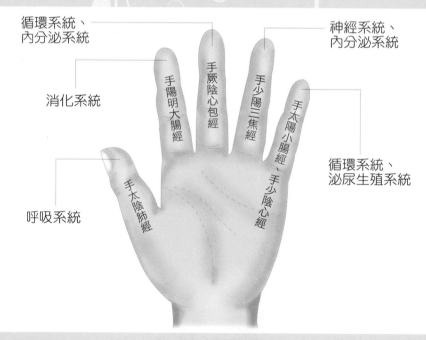

循環系統、內分泌系統

消化系統

呼吸系統

手太陰肺經

手陽明大腸經

手厥陰心包經

手少陽三焦經

手太陽小腸經、手少陰心經

神經系統、內分泌系統

循環系統、泌尿生殖系統

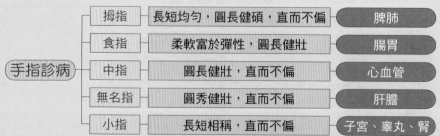

手指診病			
拇指	長短均勻，圓長健碩，直而不偏	脾肺
食指	柔軟富於彈性，圓長健壯	腸胃
中指	圓長健壯，直而不偏	心血管
無名指	圓秀健壯，直而不偏	肝膽
小指	長短相稱，直而不偏	子宮、睪丸、腎

中醫的浪漫，女人的美麗

　　周杰倫和方文山硬是把看起來晦澀難懂的《本草綱目》唱到了說唱歌曲榜首，《本草綱目》離我們多近？確實很近，就像歌裡唱的，「山藥當歸枸杞go，山藥當歸枸杞go……」，開始我們的《本草綱目》之旅。

　　世間孕育萬物，奇花異草都向靈而生，它們不食人間煙火且逍遙、凜冽地長在山頂之巔、絕壁之處，讓人望塵莫及……

　　每個女人都希望修練成仙女，希望容顏也向靈而生，既然這樣，我們就應該重拾老祖宗的本真。《本草綱目》本不是懸崖的萬年人參，也不是高山的絕清泉水，而是我們手邊和身邊的點滴。《本草綱目》和《黃帝內經》，本來意在懸壺濟世，眾多苦尋美麗的女人卻沒有想到，我們的菜籃子就有一本演繹成酸甜苦辣的草藥方子，我們身體的穴位脈絡就隱藏著美麗按鈕。所以說，我們的廚房究竟把我們變成黃臉婆還是仙女，就在我們的選擇。

　　現代人的身邊似乎只有速成，只有斷面。而當我們把那本厚厚的典籍抒情成為生活中一首美麗詠嘆小詩的時候，我們才開始了與《本草綱目》和《黃帝內經》真正的對話，《本草綱目》不應該只屈居於歷史書中的一個角落來彰顯古人的偉大，而是應該化腐朽為神奇，讓女人開始真正的美麗之旅。

從草莽村野到都市繁華，似乎一切真實的東西都能被掩蓋，女人們似乎也找到了合臉的面具——化妝品，一個個精美的包裝和不菲的價格，掩藏的是現代女人內心的惶恐。我們越來越讀不懂自己的身體，越來越學不會追根溯源，越來越不懂得耐心沉澱。

是該終止這一切的時候了，那麼，開始的小動作就源於翻開一本書，探索《本草綱目》中的美人秘密，解讀中醫的浪漫。

中醫就是我們特有的中國菜，我們天天吃、家家做，中國菜講究的是用料、做工、火候、地域、口味，南甜北鹹，東辣西酸。而中醫更是各有門道，經絡、四季、食材、心緒……

當樂壇天后王菲手捧一本《本草綱目》與女兒和丈夫同行在崎嶇山路上親近自然的時候，我們終於明白這個漂亮女人容顏的秘密……

《本草綱目》是中國古代著名本草學家、醫學家、博物學家李時珍的傾心之作，他以畢生精力，親歷實踐，廣收博采，實地考察，對本草學進行了全面的整理總結，歷時二十九年編成《本草綱目》，是其三十餘年心血的結晶。

全書52卷，共有190多萬字，記載了1892種藥物（新增374種），分成60類，其中374種是李時珍新增加的藥物。收藥1892種，繪圖1100多幅，並附有11096個藥方，是集中國16世紀以前藥學成就之大成。

《本草綱目》即是藥典，也是女人們的一本美容聖經。

《本草綱目》還不夠，在我們修練成一個頂級美女的路上，我們必須擁有另外一本容顏聖經——一本同樣來自於中國古代智慧的集大成者——《黃帝內經》。

《黃帝內經》是一本以聖王命名的書籍。《黃帝內經》成編於戰

國時期，是中國現存最早的中醫理論專著。總結了春秋至戰國時期的醫療經驗和學術理論，並吸收了秦漢以前有關天文學、曆算學、生物學、地理學、人類學、心理學，運用陰陽、五行、天人合一的理論，對人體的解剖、生理、病理以及疾病的診斷、治療與預防做了比較全面的闡述，確立了中醫學獨特的理論體系，成為中醫藥學發展的理論基礎和源泉。

古人口中所說的「天下既人身」，它的意思就是說，人體是自然界中最精密的結構。人的表象變化都是從體內而來的。最簡單的就是，肝火太盛，木生火，心緒就會煩亂，做事情的時候就容易急躁。倘若腎中精氣不足的話，思維就開始停滯、呆板。

近期，圖書市場掀起一陣《黃帝內經》的熱潮，尤其是受到一些年輕女性的追捧，這正是說明了《黃帝內經》的魅力已經全面爆發，大街上追趕潮流的時尚姐妹已經日趨理智，整個社會需要返璞歸真，「真美女」的呼聲也越來越高。

拿破崙曾經說過一句話：「身體結構即命運。」是啊，身體是一台極其精密的儀器，而女人的身體更是一台需要打造外表的精密儀器。男人需要用事業來填充自己，而女人必須用真實的美麗來留住時間的腳步。

我們對兩本書經典的美顏詮釋，對向靈而生的美人奉獻古人的終極智慧。翻開書頁，發現美麗礦藏……

中醫很浪漫，女人很美麗。

CONTENTS

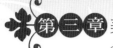

CONTENTS

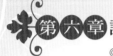
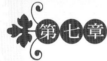
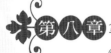

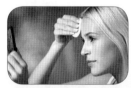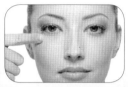

第四篇 養顏,和著時間和季節的 美麗舞步 / 243

時間圈住了我的靈魂,纏繞著我的思緒,甚至還要拿走我們的美麗,讀一段文字,修一程心緒,讓時間和容顏講和。

CONTENTS

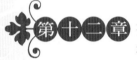
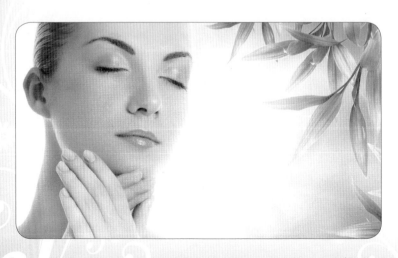

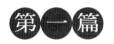

第一篇

由內而外養，美麗自然來

多想某天早上醒來睜開眼，發現一個熟悉的角落，手邊的明亮櫥窗中，反照的是自己年輕的臉；而剛剛過去的午後，在課桌上，老師擲來的粉筆正好打在額頭上。——我們，多麼想留住年輕。

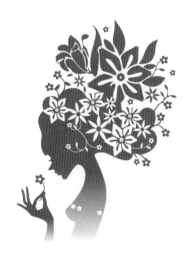

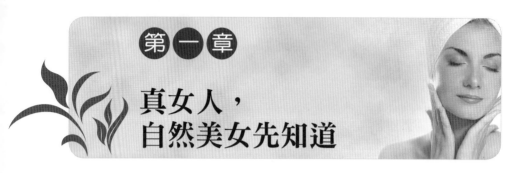

第一章

真女人，
自然美女先知道

敲打經絡，讓美麗靜止的葵花點穴手

　　成書於秦漢時期的《黃帝內經》，是中國傳統醫學的淵源，科學地確立了中醫學的理論體系。其中經絡學說是中醫學基礎理論的核心之一，源於遠古，卻仍在服務當今。在兩千多年的醫學歷史中，經絡學一直為我們的健康發揮著重要的作用。

　　《靈樞 經脈》中有言：「經脈十二者，伏行分肉之間，深而不見；其常見者，足太陰過於外踝之上，無所隱故也。諸脈之浮而常見者，皆絡脈也。」「經脈者，所以能決生死，處百病，調虛實，不可不通。」

　　經絡就是人體運行氣血的通道。其中分為經脈和絡脈兩部分，其中縱行的幹線稱為經脈，由經脈分出遍及全身各個部位的分支，稱為絡脈。經脈可分為正經和奇經兩類。正經有十二條，即手、足三陽經和手、足三陰經，合稱「十二正經」，是我們體內氣血運行的主幹道。

經絡在體內連接我們的內部器官，而在外則連接筋肉、皮膚、肢節，也正是因為經絡才將人體臟腑、組織、器官聯結成一個有機的整體，這樣我們才能協調各種功能器官之間的狀態。

　　減肥瘦身是女人永遠熱門的話題。關於減肥的附屬事物，光我們知道的就有減肥藥、減肥儀器、抽脂減肥、節食減肥……但讓我們想不到的是，其實只要姐妹們能正確地在自己的經絡上敲敲打打的話，照樣可以減出美麗身材。

　　不要再為自己的懶惰找理由了，不要再對著自己鏡子裡的贅肉長吁短嘆了，手指趕緊行動起來，讓我們一起做最簡單卻最有效的經絡健身操吧。

敲頭與梳頭

　　用十根手指肚敲擊整個頭部，從前髮際到後髮際。反復敲擊兩分鐘，然後用十根手指肚梳頭兩分鐘，也是從前髮際到後髮際。在這裡需要強調的是，絕不能用美眉們修長、漂亮的指甲去按摩，這樣不但起不了按摩效果，還可能刮傷頭皮。

美顏按摩法

　　先用十根手指肚輕輕地敲擊整個面部，順序是額頭、眉骨、鼻子、顴骨、下巴。再用左手掌輕輕拍打頸部右前方，右手掌拍打頸部左前方，這其中要注意的就是力道，不能太重，自己感覺適宜即可。接下來再用右手握空拳敲打左臂大腸經，大腸經的位置就在左手臂的中段（《靈樞 經脈》：「去腕三寸。」《循經考穴編》：「陽溪斜上；一法：列缺後一寸五分。」），然後換左手再敲打，每邊各敲打

一分鐘，敲打的區域從手腕到手臂處都要敲到。這樣做的作用就是清肺氣，調水道，通脈絡。

胃經按摩法

從鎖骨下面開始，順著兩乳，過腹部，到兩腿正面，一直敲到腳踝，胃經敲打力度相對於面部可以稍微重些。

人體面部的供血途徑主要是靠胃經，所以臉色的光澤、皮膚的彈性都是由胃經供血是否充足所決定的。

膽經按摩法

首先端正坐姿，一條腿放在另一條腿上面，兩手握拳從自己的臀部開始敲，然後再沿大腿外側一直敲到膝蓋，如此反復敲擊兩到三分鐘，之後再換另一條腿。這種隨意的按摩小方法，在時間上沒有嚴格的限制，只要一天堅持一到兩次，持之以恆做下去一定會有效果。但有一點要注意，並非任何時候，任何人都能敲打膽經：敲膽經宜在用餐一小時後進行，敲膽經後半小時和一小時後再用餐；經期、孕婦、內臟氣管移植、血管老化內部有淤血者、血小板減少者是不宜敲膽經的。

透過正確的敲膽經方法，疏通了經絡，促進了氣血流通，加快了廢物排泄的速度，這樣人體就能生產出更多造血需要的材料。而我們自身也要為造血提供時間，這就要求我們必須遵循「日出而作，日落而息」的生活規律。

小腹按摩法

說得簡單一點就是推肚子。用手指、手掌、拳頭皆可，由心窩向

下一直推到小腹，每天早上起床時要推一次，晚上臨睡前推一次。推腹的時候用手掌感受一下哪個地方有滯留點，那就趕快用揉的方法把滯留點揉散。這種方法可以化解宿便，讓姐妹們不再受便秘的困擾。

其實，經絡按摩並不是什麼拗口晦澀的東西，只要姐妹們把主要的幾個穴位掌握了，就能在生活中發揮非常大的作用。下面我們就來看一下在經絡按摩中幾個關鍵的點。

1.小指尖端

所屬經絡：手少陰心經

經常按摩、按壓小指尖端有利於心臟健康，姐妹們在感到胸悶、心慌的時候也可以用這個方法。而且在暈車、暈船的時候用力重掐小指尖端，也能迅速緩解暈車症狀。

2.拇指尖端

所屬經絡：手太陰肺經

經常摩擦、按壓拇指尖端有宣肺、利肺的功效，有助於維持呼吸系統健康。尤其秋季，經絡運行到手太陰肺經，更是進行呼吸系統保健的最佳時機。此外，咳嗽時用力重掐拇指尖端，還能緩解咳嗽症狀。

3.手掌中央

所屬經絡：手厥陰心包經

經常用食指指關節擠壓手掌中心能促進全身血液循環，對調理月經、膚色都有一定功效。此外，如果能長期堅持這種按摩方法的話，還能保護你的心臟。

4.鼻翼兩側

所屬經絡：手陽明大腸經

用食指指腹輕輕按壓鼻翼兩側對大腸的健康非常有益，便秘或腹

瀉時按壓此處對症狀也有一定改善。

5.腳底中心

所屬經絡：足少陰腎經

睡前按摩能提高睡眠品質，清晨按摩能帶來一天的旺盛精力。常常按摩更有利於泌尿和生殖系統健康。建議用彎曲的食指關節擠壓兩分鐘左右。

6.膝蓋內側凹陷處

所屬經絡：足太陰脾經

可用拇指按壓或熱水熱敷。按壓時儘量用力至感到明顯酸脹。經常按壓能調理脾臟功能，並有助於增加食欲、促進消化和營養吸收。

7.大腿根部

所屬經絡：足厥陰肝經

摩擦大腿根部至發熱，能促進肝臟造血和排毒。為避免皮膚受損，建議在潤膚露或沐浴露的滋潤下進行。

8.外眼角

所屬經絡：足少陽膽經

閉眼，用中指指腹按壓外眼角是促進膽囊健康的有效方法，此外還有明目的功能。

9.臀橫紋中央

所屬經絡：足太陽膀胱經

按壓臀橫紋中央有利膀胱健康，還可治療痔瘡、坐骨神經痛、便秘，並且有提臀功效。注意按壓時先垂直向下用力，再用指力向上勾。

氣血才是女人的「神仙水」

　　每個女人都在尋找一種美顏聖品——讓自己能真正美麗的聖品。這種聖品既不是櫥窗裡的高級化妝品，也不是什麼民間偏方，而是在我們自身體內的氣血。氣血在《黃帝內經》中是人體內氣和血的統稱。以《黃帝內經》為代表的中醫學認為，氣與血各有其不同作用而又相互依存，正是氣與血的通力合作才能營養人體的臟器組織和維持生命活動。目前，已知對「血」、「氣」最早、最詳盡的總結論述，就見於《黃帝內經》之中。

氣的重要

　　《黃帝內經》中記載：「恬淡虛無，真氣從之，精神內守，病安從來？」「精神內守」這句話說的就是采氣的方法。

　　很多女人隨著年齡的增加，就越來越暮氣沉沉，一天天地喪失了生命的活力和青春的激情。這就是我們說的人未老、心先老。

　　如何才能讓自己紅顏不老，青春永駐呢？一個人想要容顏年輕，心態必須年輕，生活雖然是凜冽的，但我們必須要對這個世界充滿孩子一樣的激情。這看似是很難做到的，其實不然，我們雖然無法始終沿著我們設計好的機械程式亦步亦趨，但完全可以每日三省吾身，保持健康的心靈，真誠的審視自己和世界，參與到其中正面的思考當中，吸納其中的智慧。

　　自古以來，中國的文人就很注重養氣之道，其中的代表就是孟子。他曾經說過，「吾擅養吾浩然之氣」。意思就是說，氣是最為廣

大和最剛強的，用正思維去培養它，而不去傷害它，它就會充滿天地四方之間。

血的重要

血對女人的作用至關重要，養顏的根本其實就是滋陰補血，只有充足的血才能讓你的面色紅潤、經血正常，如果血不足的話，就會出現面色萎黃無華、唇甲蒼白、經期不準等狀況。

缺血就是我們常說的「貧血」。究竟怎樣才能知道我們是否貧血呢？一般表現是這樣的：

1.經常疲勞是貧血最常見的症狀，甚至貧血嚴重的時候還會在疲倦中出現低燒。

2.運動之後心慌、氣短最為常見，一些嚴重的貧血者還會出現心絞痛和心力衰竭。

3.頭痛、頭暈、目眩、耳鳴，注意力不集中，失眠。嚴重的貧血者還會出現神志模糊等症狀。

4.沒有食欲、腹脹、噁心。

5.皮膚乾燥發黃、頭髮乾枯沒有光澤。

對照以上症狀，如果有符合者，那就說明你或多或少存在貧血現象。除了配合醫生治療之外，最重要的就是一定要在平時生活中善於補血和養血。

日常生活以及飲食的注意事項

1.日常飲食中的營養構成要合理，食物必須多樣化，不能偏食，否則的話一定會因為缺乏某種食物中的營養而引起貧血。女性中常見

的貧血都屬於「缺鐵性貧血」，在食物選擇的時候要儘量選擇富含鐵元素的食物，如豬肝、豬血、瘦肉、乳製品、豆類、米食、蘋果、綠葉蔬菜等。

2.一日三餐要有規律，只有這樣，身體吸收的營養才能易於消化。既不能節食，也不能暴飲暴食，因為飲食有規律才易於營養的吸收。

3.進行適當的體育鍛煉。很多女性分不清鍛煉和貧血的前後關係，很多人認為正是因為運動才會引起貧血，這是因為她們混淆了「適當的體育鍛煉」和「運動性貧血」的概念，運動性貧血的多發人群一般是運動員，是因為過度劇烈的運動使紅血球破壞增加，以及由於運動消耗增加及劇烈運動造成食欲下降，使紅血球的構成原料減少，造成紅血球生成減少，導致貧血。

貧血食譜

黑豆：豆類食物在中國古代的時候就大受推崇，很多書上都有黑豆益處的記載，黑豆最大的一個作用就是可以生血。所以，多吃一些豆類食物對貧血患者是非常有好處的。

胡蘿蔔：胡蘿蔔中含有很高的維生素B、C，同時又含有一種特別的營養素——胡蘿蔔素，胡蘿蔔素對補血極有益，最常見的做法就是把胡蘿蔔切片煮湯。

菠菜：菠菜在飲食界的補血功能是人所共知的，菠菜內含有豐富的鐵質胡蘿蔔素，所以菠菜可以算是補血蔬菜中的重要食物。所以，不只是大力水手才要經常吃菠菜，愛美的你也要經常吃哦。

金針：金針中的含鐵量非常大，甚至比補鐵補血的明星食品「菠

菜」還多了好多倍，金針不僅鐵質含量豐富，而且金針中還含有豐富的維生素A、B₁、C、蛋白質、脂肪及秋水仙醉鹼等營養素。

飲食營養要合理，食物必須多樣化，食譜要廣，不應偏食，否則會因某種營養素的缺乏而引起貧血，且要富有營養及易於消化。飲食應有規律、有節制，嚴禁暴飲暴食。缺鐵性貧血則不宜飲茶，因為飲茶不利於人體對鐵劑的吸收；適當補充酸性食物則有利於鐵劑的吸收。忌食辛辣、生冷不易消化的食物，平時可配合滋補食療來補養身體。

美體小穴位

穴名：天宗穴

此穴位名出自《甲乙經》：「在秉風後大骨下陷者中」，「肩重、肘臂痛不可舉，天宗主之」。《銅人》中說：「肩胛痛，臂肘外後廉痛，頰頷腫。」

《循經》中說：「當是肩板骨下陷中。」清代高士宗在《黃帝素問直解》中說：「肩解下三寸，兩天宗穴，相去秉風三寸。」從上述可以看出，中國古人在醫典中，已經對天宗穴有了非常詳細的記述。據古人的記述，凡遇到肩重肘臂重不可舉、胸肋支滿、頰頷腫、肩胛痛、背痛時，按壓此處穴位，就可以使病情得到緩解。在近現代醫學中，醫家還利用這一穴位，治療女性的乳腺炎、乳腺增生、產後乳少，以及肩關節周圍炎、落枕、慢性支氣管炎等疾病。

命名：天，指穴內氣血運行的部位為天部；宗，祖廟、宗仰、朝見的意思；「天宗」的意思是說小腸經氣血由此氣化上行於天。本穴物質為臑俞穴傳來的冷降地部經水，到達本穴後，經水複氣化上行天

部，猶如向天部朝見一樣，所以名「天宗穴」。

部位：屬於手小腸經經脈之穴道，在肩胛骨岡下窩的中央，或者肩胛骨中點下緣，下一寸處。

主治：

1.按壓此處穴位，具有疏通肩部經絡，活血理氣的作用。

2.此處穴位，是治療女性急性乳腺炎、乳腺增生的特效穴位，按摩此穴位，對於乳房疼痛、乳汁分泌不足、胸痛也有明顯的療效。

3.按壓此穴位，能夠治療肩胛疼痛、肩背部損傷、上肢不能舉等局部疾病。

4.長期揉按此處穴位，還對氣喘、頰頷腫等病症具有改善作用。

5.配肩外俞穴治療肩胛疼痛；配膻中穴、足三里穴，治療乳癰。

6.現代中醫臨床利用此處穴位治療肩胛疼痛、肩關節周圍炎、慢性支氣管炎等。

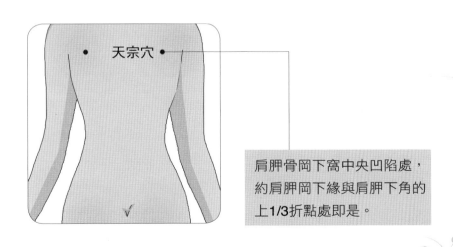

天宗穴

肩胛骨岡下窩中央凹陷處，約肩胛岡下緣與肩胛下角的上1/3折點處即是。

自我取穴按摩法：

1.用對側手，由頸下過肩，以中指的指腹按揉穴位。

2.如果可以正坐或者俯臥，可以請他人用雙手大拇指的指腹垂直按揉穴位，穴位處有脹、酸，痛感。

3.先左後右，每次各按揉穴位大約1-3分鐘，也可以雙側穴位同時按揉。

取穴技巧：以對側手，由頸下過肩，手伸向肩胛骨處，中指指腹所在的肩胛骨岡下窩的中央處即是。

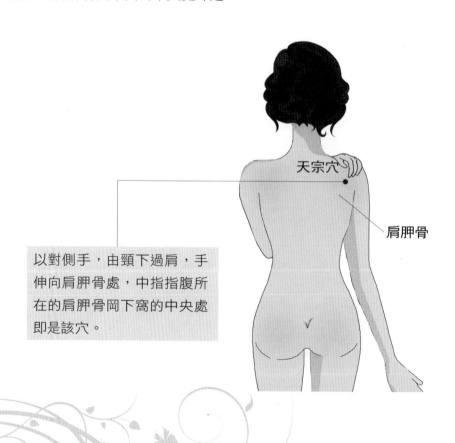

天宗穴

肩胛骨

以對側手，由頸下過肩，手伸向肩胛骨處，中指指腹所在的肩胛骨岡下窩的中央處即是該穴。

🌿 別讓貧血跟上你

辦公室女性如今已經成了缺鐵性貧血的最大受害者。當辦公室女性感到疲勞、萎靡不振時，當她們感到心慌、頭暈時，往往會以為自己是過於勞累。殊不知，這很可能是缺鐵性貧血在作怪！

健康診斷

上班族的飲食雖然力求精緻，但常在營養上攝取不夠均衡，尤其是女性，因為每個月生理期的關係，血量耗損得多，食量又比男性少，因此，在「需要量多→攝取量少→排泄量多」的循環下，造成女性更容易患缺鐵性貧血。

缺鐵性貧血是最常見的一種貧血。鐵是合成血紅蛋白的原料，患上缺鐵性貧血，紅血球提供給身體的氧氣就會不足，所以會造成身體機能下降，使得身體組織缺氧。通常會容易覺得疲勞、想睡覺、常打呵欠、頭痛，或是記憶力減退，甚至會有心悶、呼吸困難、心悸等現象，嚴重的則會使免疫力下降、臉色蒼白、指甲泛白凹陷、身上的傷口癒合率下降等。這些症狀很容易在女性月經過後發生，因為在大量失血後，來不及攝取足夠的營養來補充，就會產生所謂短暫生理性的貧血，但這是很快就可以復原的，例如吃些鐵劑或是含有高鐵的牛肉、葡萄乾等便能補充回來。

健康處方

缺鐵性貧血是最常見的貧血症狀，也是最容易治療的。常見的療

法是鐵劑治療和輔助治療。

鐵劑治療：包括口服鐵劑和注射鐵劑兩種。口服鐵劑是治療缺鐵性貧血的主要方法。最常用者為硫酸亞鐵或葡萄糖亞鐵，0.2g或0.3g，每日3次，飯後服用，以減少對胃腸道的刺激。口服鐵劑要注意先從小劑量開始，服藥前後1小時禁喝茶及咖啡等，不可與四環素、抗酸劑同服。缺鐵性貧血也可用鐵注射劑治療，但注射鐵劑毒性反應較多，有時甚至還會發生致命的過敏反應，且注射治療既不方便又不經濟，因此，應儘量採用口服治療。

輔助療法：輸血或輸入紅血球。缺鐵性貧血一般不需輸血，僅適用於嚴重病例，血紅蛋白在3g/dl以下的症狀明顯者。缺鐵患者往往伴有維生素E的缺乏，因此鐵劑療效不顯著者，可加用維生素E；適當補充高蛋白及含鐵豐富的飲食，促進康復。

防護指南

要從根本改善缺鐵性貧血，應該從飲食營養這方面來著手。我們首先要瞭解一天要吃什麼樣的食物組合才是最營養的？而不是單純的缺什麼補什麼，那只能是短暫性的補給或改善，無法徹底根治。千萬不要覺得很麻煩，落實均衡營養的觀念才能真正擺脫貧血的問題。辦公室女性應該多花一點心思來閱讀關於這方面的資訊，從建立基本的均衡營養觀念開始，再依照個人的需求去加強食物搭配，比如補充高鐵的食物來避免貧血等。

早餐不能光喝奶茶，最好一天喝一杯牛奶或豆漿，一天可以吃一個蛋加片吐司，裡頭可加番茄、小黃瓜等等，一天當中最好能吃到3-5種的蔬菜，而全麥麵包一定比白麵包好。中餐和晚餐必須要有一

肉三蔬的觀念。簡單地說，一天的食物最好要有20種以上，平均一餐至少要6種。

　　缺鐵性貧血的原因不僅僅是由於吃的食物中含鐵少，更重要的還與人體對於鐵的吸收利用率低有關。一般存在於動物食品中的鐵，人體吸收利用率可達25％，而植物食品含的鐵不易被人體吸收利用，吸收率只有3％。辦公室女性為了保持身材，大多不愛食用動物食品，雖然每天吃的食物含鐵量總量不少，但實際吸收的鐵很少。因此，為預防缺鐵性貧血必須要加強鐵的營養補充。

　　一方面要經常吃富含鐵比較豐富而且吸收比較好的食物，如動物肝臟、動物血、瘦肉、木耳、海帶、芝麻、大豆製品，另一方面要想辦法提高鐵的吸收率，如注意葷素搭配，提高植物鐵的吸收率，如多吃發酵饅頭、發糕、麵包等。與此同時，要多吃含維生素C高的食物以促進鐵的吸收，還要多食一些含蛋白質高的食品，這樣葷素搭配得宜又有新鮮蔬菜和水果，人就不易患缺鐵性貧血了。

　　另外，除了飲食，最好也能夠利用適度的運動雙管齊下來改善貧血，這樣才能夠事半功倍。

食療百寶箱

　　大家都知道，雞肉是一種很好的動物食品。它不僅能提供我們身體所需的營養成分，而且不易堆積脂肪，對女性朋友們是一種非常適合的養生食品。「紅杞桂圓雞」不僅加入了雞肉，還配合枸杞、桂圓等，這些都是非常養生的食材，大家快來學學吧！

　　原料：淨母雞一隻，枸杞15g，桂圓50g，豬瘦肉100g，小白菜心250g，麵粉150g，黃酒30g，味精5g，胡椒粉5g，薑20g，蔥白30g，

鹽6-8g。

做法：枸杞子洗淨，豬肉剁成茸。小白菜洗淨，用沸水燙後切碎。蔥少許切成細末，其餘切成段，薑搗成薑汁。將豬肉茸加鹽、胡椒粉、黃酒、薑汁和少許清水攪勻成餡，再加小白菜和勻。麵粉用水調和擀成皮放肉餡，包成小餃子煮熟。

將雞放入沸水中汆一下，撈出，用涼水沖洗後晾乾水分，然後把枸杞、桂圓肉、薑片、蔥段放入雞腹內。把雞放入搪瓷碗內，放清湯加胡椒粉、黃酒，用濕棉紙封嚴碗口，用文火上籠蒸約兩個小時。

揭去紙，取出雞，加味精調好味，將雞湯餃子盛入碗內即成。

功效：補血滋養，可治療缺鐵性貧血。

🌿 美人氣色，當然要來一個「美人睡」

做了一晚上的噩夢，本以為醒來之後夢魘就會結束，沒想到用朦朧的睡眼依然能清晰地看到鏡子中兩個氣焰囂張的黑圈。天啊，又是黑眼圈！我要打一場堅決、徹底的「黑眼圈殲滅戰」。

《黃帝內經》記載：「日入陽盡而陰受氣矣，夜半而大會，萬民皆臥，命曰合陰，平旦陰盡而陽受氣，如是無已，與天地同紀。」

千萬別覺得意外，我們最原始的需要──睡眠，也可能成為危及健康的大敵！在中國，每年有三億人失眠、兩億人打鼾、七千萬人晨昏顛倒、五千萬人睡眠呼吸暫停；而在美國，每年與睡眠問題相關的主要經濟損失高達450億美元……失眠給女人帶來最輕微的傷害是黑

眼圈，最重度的傷害那就會傷及身體的根本。但是黑眼圈卻是第一個提醒你要注意睡眠品質的黑臉角色了。

《黃帝內經》中認為，通過安排起居、調養精神，人體內部的陰陽力量才能和四季一起消長。尤其是女性，想要年輕、長壽，就必須保持充足和高品質的睡眠，只有這樣，女人才會氣血充盈、神采奕奕。

自從有了人類，就有了人類的生活規律——日出而作，日入而息。通過安排起居、調養精神，使人體的陰陽氣與自然界的陰陽氣升降規律和四季陰陽消長的規律保持一致，才能發揮保養精氣、益壽延年的作用。女性只有睡眠充足，才能氣血充盈、常有美顏。

首先，我們先來瞭解一下睡眠不足的危害。「養生無他，睡食二要」，睡眠良好就是長壽和美顏的秘訣。

失眠對人體的危害

1.睡眠不足，第二天免疫力就會下降，出現頭昏、頭痛、精神不振、食欲下降、記憶力減退等症狀。

2.失眠是美顏的天敵，經常失眠者的時間會比別人快2.5～3倍，這也就意味著衰老速度是正常人的2.5～3倍。

3.長期睡眠不足4小時者，壽命將會比正常睡眠者縮短三分之一。

4.持續失眠容易引起血壓、血糖、血脂「三高」，導致心腦血管疾病的發生。

5.失眠容易造成內分泌失調，嚴重影響女性心理和生理，特別是更年期的女性。

6.失眠可導致注意力不集中，工作能力下降，事故發生率上升。

另外，在睡眠的準備、姿勢和習慣方面，還要注意有以下幾種禁忌：

1.忌睡前用腦過度：臨睡前做些較輕鬆的事，使腦子放鬆，這樣便容易入睡。否則，大腦處於興奮狀態，即使躺在床上也難以入睡，時間長了，還容易失眠。

2.忌臨睡前吃東西：如果臨睡前吃東西，腸胃等又要忙碌起來，這樣加重了它們的負擔，身體其他部分也無法得到良好休息，不但影響入睡，還有損健康。

3.忌睡前情緒激動：人的喜怒哀樂都容易引起神經中樞的興奮或紊亂，使人難以入睡，甚至造成失眠。

4.忌睡前說話：因為說話容易使大腦興奮，思維活躍，從而影響睡眠。

5.忌睡前飲濃茶、喝咖啡：濃茶、咖啡屬刺激性飲料，含有能使人精神處於亢奮狀態的咖啡因等物質，睡前喝了易造成入睡困難。

6.忌久臥不起：中醫認為「久臥傷氣」，睡眠太多會出現頭昏無力，精神萎靡，食欲減退。

7.忌當風而睡：房間要保持空氣流通，但不要讓風直接吹到身上。時間長了，冷空氣就會從毛細管侵入，引起感冒風寒等疾病。

讓你睡好的穴位

穴名：強間穴

你是否夜裡經常失眠？睡不安穩？你是否經常在床上輾轉反側？你是否經常在睡夢中被驚醒？現代女性經常因為工作壓力大、生活負

擔重，以及不良的生活方式，導致夜裡失眠。尤其是許多白領，經常為了完成工作任務而通宵達旦地熬夜、加班，睡眠嚴重不足。

夜裡睡不好覺，第二天就會精神昏沉、疲乏，影響到學習和工作。如果遇到這種情況，可以按壓強間穴，強間穴能夠幫助睡眠。除了對睡眠有好處以外，在現代中醫臨床中，有經驗的醫生們也利用這個穴位來治療各種各樣的頭痛，如血管性頭痛、神經性頭痛等。此穴位名出自《針灸甲乙經》，別名大羽，屬督脈。

命名：強，強盛的意思；間，二者之中的意思；「強間」的意思是指督脈氣血在此吸熱後，化為強勁的上行陽氣。本穴物質為腦戶穴傳來的水濕風氣，到達本穴後，因受顱腦的外散之熱，水濕之氣吸熱化為天部強勁的陽氣，並循督脈上行，所以名「強間」，也稱「大羽穴」。「大羽」的意思是指本穴上傳的陽氣中夾帶有一定的水濕。

部位：這個穴位在頭部，當後髮際正中直上4寸，即腦戶穴上1.5寸處。

主治：

1.堅持長期按壓這個穴位，能夠治療頭痛、目眩、頸項強痛、癲狂癇症、煩心、失眠等疾患。

2.長期按壓這個穴位，對於腦膜炎、神經性頭痛、血管性頭痛、癔病（歇斯底里）等，也具有明顯的治療、恢復、調理和保健作用。

3.有行氣活血、除煩的作用，能夠治療心煩、心痛。

自我取穴按摩法：

1.正坐或者俯臥，雙手伸過頸項，放在後腦處，手掌心向著頭部，扶住後腦勺，四指的指尖併攏並向著頭頂，此時，中指指尖所在的部位就是這個穴位。

2.用中指和食指的指腹按揉這個穴位，有酸痛、脹麻的感覺。

3.每次按揉1～3分鐘。

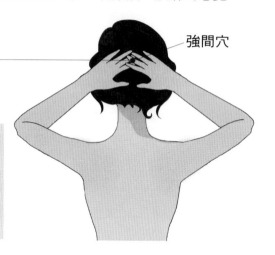

強間穴

正坐或俯臥，伸雙手過頭，置於後腦處，掌心向頭，扶住後腦勺，四指指尖併攏向頭頂，中指指尖所在位置的穴位即是。

吃出來的睡美人

睡美人不僅要外養，還要內調。要想成為一個資深睡美人，不僅要學會睡覺，還要知道哪些食物能幫助我們睡眠。一覺醒來，讓我們真的成為睡美人吧。

那麼，我們就來瞭解食物中的助眠大使吧。

核桃佳人

現在的人們似乎只知道慈禧太后與阿膠的淵源，卻不知道慈禧太后的另一個養顏秘方，沒錯，就是核桃。據說慈禧太后一直到晚年依

然肌膚細膩、臉色光華，根本不像是同年齡的人。而慈禧養顏的真正秘笈全在飲食當中。

《清宮敘聞》中記載：「西太后愛食胡桃阿膠膏，故老年皮膚滑膩。」

《食療本草》告訴我們，核桃能讓人的肌膚細膩潤滑，有十分強大的美容養顏功效。《本草綱目》中對胡桃的藥理介紹是「補腎通腦，有益智慧」。如果你神經衰弱、長期失眠的話，可以把核桃當成日常的小零食，你會有意想不到的收穫哦。

核桃是一種滋養強壯品，可治神經衰弱、健忘、失眠、多夢和飲食不振。每日早晚各吃些核桃仁，有利睡眠。

桂圓佳人

桂圓，也就是《本草綱目》中所說的龍眼，又叫益智或者蜜脾。李時珍說：食品以荔枝為貴，而滋益則以龍眼為良。

桂圓性味甘溫，無毒。桂圓肉補益心脾、養血安神，可治療失眠健忘、神經衰弱等。中醫治療心脾兩虛、失眠多夢的方劑「歸脾丸」中就含有桂圓肉。

桂圓中含有大量的鐵、鉀等元素，能促進血紅蛋白的再生，以治療因貧血造成的心悸、心慌、失眠、健忘。

雖然桂圓有這麼多的養顏妙處，但是單一吃桂圓也難免會讓姐妹們生膩，那麼下面我們就來看一些經典的桂圓保健食譜吧。

桂圓雞

淨桂圓肉250g，仔雞1隻。將桂圓肉洗淨，雞破腹去雜，剁去

雞爪，放入沸水中略燙後撈出，再用清水沖洗乾淨。將砂鍋放火上，加入清水、仔雞、料酒，煮至八成熟時，再加入桂圓肉、白醬油、精鹽，用小火再燉約30分鐘即成。此雞具有補心脾，益氣血，安心腎，益腎精的功效。

適用於氣血虛弱，脾虛泄瀉水腫，腎虛遺精，產後乳少，久病體虛等病症。無病者食之滋養強壯，益智健腦。

桂圓雞蛋湯

桂圓100g，雞蛋1枚，紅糖適量。桂圓去殼，加溫開水，放適量紅糖，然後將雞蛋打在桂圓上面，置鍋內蒸10～20分鐘，以雞蛋熟為宜。將蒸好的雞蛋、桂圓一起連湯服下，每日1～2次，連服7～10天。此方具有養血安胎的功效，適用於中期及晚期妊娠婦女食之。

蓮子佳人

《本草綱目》中記載：「交心腎，厚腸胃，固精氣，強筋骨，補虛損……止脾虛久瀉痢，赤白濁，女人帶下崩中諸血症。」《醫林纂要》中記載：「蓮子，去心皮生嚼，最益人，能除煩，止渴、澀精、和血、止夢遺、調寒熱，煮食僅治脾虛，久痢，厚腸胃，而交心腎之功減矣，更取皮，則無澀味，其功止於補脾而已。」

蓮子有養心安神的作用，心煩夢多而失眠者，則可用蓮子心加鹽少許，水煎，每晚睡前服。

蓮子不僅有以上功效，而且它還能做成女孩子們喜歡吃的美味甜品呢。美容和美味一體化，姐妹們已經迫不及待了吧。

蓮子粥

蓮子50g（或蓮子粉15～20g），粳米或糯米100g。將蓮子與米洗淨，入鍋同煮，至蓮子極爛為度。

蓮子龍眼羹

蓮子、龍眼肉、百合、冰糖各20g。將蓮子、百合洗淨，同龍眼肉（去核）、冰糖放於大碗中，加適量水，上籠蒸透。

蓮子大棗粥

蓮子30g，紅棗10枚去核，粳米或糯米60g，共入鍋中煮粥，食時加適量白糖。

醋佳人

《唐本草》：「酢有數種，此言米酢，若蜜酢、麥酢、曲酢、桃酢，葡萄、大棗等諸雜果酢及糠糟等酢，會意者亦極酸烈，止可噉之，不可入藥用也。」

《本草拾遺》：「藥中用之，當取二、三年醋良。破血運，除症決堅積，消食，殺惡毒，破結氣，心中酸水痰飲。」

勞累難眠時，可取食醋1湯匙，放入溫開水內慢服。飲用時靜心閉目，片刻即可安然入睡。

而現代醫學認為，食醋對治病養生有以下的作用：

1.調節血液的酸鹼平衡，維持人體內環境的相對穩定。

2.抗衰老，抑制和降低人體衰老過程中過氧化物的形成。

3.幫助消化，有利於食物中營養成分的吸收。

4.消除疲勞。

5.擴張血管，有利於降低血壓，防止心血管疾病的發生。

6.增強腎臟功能，有利尿作用，並能降低尿糖含量。

7.具有很強的殺菌能力，可以殺傷腸道中的葡萄球菌、大腸桿菌、嗜鹽菌等。

8.增強肝臟機能，促進新陳代謝。

肌膚滋潤，草本美肌成新潮流

鮮花在現代人的概念中本來是用來觀賞的，但是不知道從什麼時候開始，忽然颳起了一陣「食花」熱潮，一朵朵嬌豔的鮮花都成了人們的盤中餐。

其實「食花」養顏早就不是什麼新鮮事。食用花卉在中國已有二千多年歷史，屈原曾經有一首詩是這樣寫的「朝飲木蘭之墜露兮，夕餐秋菊之落英」。這恐怕是食用花卉的最早記載了。在唐朝之前，食用花卉還只是零散的出現在本草學、食學和文學作品當中，但是到了宋代之後，一些關於花的食譜體系開始出現，如林洪的《山家清供》收錄了梅粥、雪露羹等十多種花饌；明代高廉的《遵生八箋芳》中記錄了多種可食用花卉；戴羲的《養餘月令》載有食用花卉十八種；清代曹慈生的《養生隨筆》記有梅花粥、菊花粥等；清代顧仲的《養小錄》中收錄了牡丹、蘭花、玉蘭等二十多種鮮花食品的製作方法。而《本草綱目》也指出，吃有益的鮮花可以美容護膚、健腦益

智，讓人耳聰目明、延年益壽。

人們常說「花容月貌」。你會不會在一個深夜，擺一席方桌，靜靜讓身體上流淌著月色，然後飄一陣花香，吸收它們的美麗靈氣。下面，我們來介紹幾種美顏花粥，這才叫真正的秀色可餐。

玫瑰花粥

美容功效：玫瑰有活血、理氣、平肝、促進血液循環的功效，長期食用能使膚色更顯紅潤、嬌嫩，並對雀斑有明顯的消除作用。

《本草綱目》記載：「玫瑰能解鬱氣、止腹痛、和血、柔肝氣，有助於清熱解毒、消炎止痛、活血化瘀、養顏護膚。」

製作方法：熬玫瑰花粥，最好採用經過脫水處理的尚未開放的小玫瑰花蕾。可先用新鮮粳米100g熬製成粥，煮熟後加入4g左右的小玫瑰花蕾，待粥熬成粉紅時，即可食用。

茉莉花粥

美容功效：茉莉花含苯甲醇、芳樟醇酯、茉莉花素等有機物和維生素，是十分理想的美容佳品，可潤澤頭髮，並調理乾燥皮膚，具有養肌豔容，健身提神，防老抗衰的功效。

製作方法：用新鮮粳米100g煮粥，待粥快好時，放入乾茉莉花3～5g，再煮5～10分鐘即成。

菊花粥

美容功效：菊花中含有香精油、菊花素、腺嘌呤、氨基酸和維生素等物質，可抑制皮膚黑色素形成及活化表皮細胞，並能清肝明目、

清熱解毒，有很好的美容護膚作用，久食更能抗老防衰。

製作方法：先將乾菊花碾成細粉備用，再用新鮮粳米100g煮粥，待粥將熟時調入菊花10～15g，煮開即成。

荷花粥

美容功效：荷花含有槲皮素和檞草素等成分，能改善人的面部油脂分泌，減輕痤瘡，使面色紅潤，容光煥發，此外，它還有減肥、降脂、瘦身的效用，長期食用更能延緩衰老。

製作方法：用粳米100g煮粥到將熟時，放入已清洗乾淨的荷葉和荷花10～15g，再煮10分鐘左右即可食用。

蓮花粥

美容功效：蓮花含有豐富的維生素C和纖維，能讓暗淡的皮膚恢復光澤，美容除斑，並能健脾止瀉，化濕消暑。

製作方法：取新鮮粳米80g、蓮花20g，放入鍋中一起熬煮，成粥後放入適量冰糖調味即可食用。

玫瑰花飲

美容功效：面色紅潤、祛斑。

製作方法：取玫瑰花15g泡水喝，可根據個人的口味，調入冰糖或蜂蜜，以減少玫瑰花的澀味，加強功效。

月季花飲

美容功效：活血美容、抗衰老。

　　製作方法：用開敗的月季花3～5朵，洗淨，加水2杯，文火煎至1杯，加冰糖30g晾溫頓服。

茉莉花飲

　　美容功效：潤澤肌膚和頭髮，讓肌膚散發自然體香。

　　製作方法：茉莉花5g，白糖20g，花與糖加水稍煮，去渣飲用。或用沸水沖泡。

　　值得注意的是，在吃花的時候，姐妹們一定要注意安全和衛生。一定不要中「花招」。一般在花卉市場裡買到的花，和公園、路邊散落的花朵是不能吃的。因為觀賞花和食用花卉的培植方式有區別，前者會使用大量農藥、化肥及各種生物調節劑，以達到最佳觀賞效果；食用花卉的栽培則有嚴格要求以保證安全。

　　在這裡，還要鄭重地說一句，不管什麼養顏的方法，我們一定不能盲目跟風，必須找到科學的道理和典籍來支持我們的美顏大計。雖然「食花」可以美容，但是這其中的花也是有選擇性的，比如說紅花，就屬於必須對症下藥的花材，如果你用量不當，就會導致經血不止或心腦血管等疾病，這樣的結果，當然和我們美顏養生的初衷背道而馳。所以，「食花」必須講究科學和用量適當。

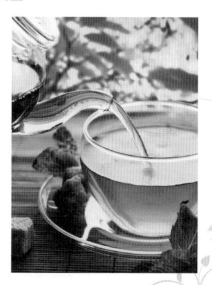

水潤肌膚第一步：認識你的皮膚

　　週末和兩三個死黨去血拼，入手一款心儀好久的粉餅。打開精緻的粉餅盒，柔軟的粉撲在臉上輕拍，滿懷欣喜地朝方鏡中看去……天啊，那是什麼？擦在臉上的粉竟然成了一小塊一小塊的魚鱗狀。排除了粉餅的品質問題之後，這顯示了一個殘酷的事實——皮膚缺水。

　　從上述症狀可以看出，我屬於乾性皮膚，但有的時候僅靠肉眼是根本判斷不出來你的皮膚到底是什麼性質。如果不知道自己皮膚的性質就亂用護膚品的話，護膚也就成了毀膚的開始。所以，知道我們皮膚的性質是科學護膚的第一步。

　　如果姐妹們沒時間去美容院做專業皮膚測試的話，下面介紹的小方法，同樣可以幫助姐妹們知道自己皮膚的類型。

　　早晨起床的時候，我們可以先摸摸自己的臉，如果觸感是粗糙的話，那麼就是乾性皮膚；如果皮膚平滑，那麼就是中性皮膚；如果皮膚摸起來很油膩，那麼就是油性皮膚，如果T字部位和臉上其他部位觸感不一樣的話，那就是混合性皮膚。

　　以上的方法只是一個初級判斷，在起床洗完臉之後，不要擦任何保養品，並從這個時候開始計算皮膚感覺緊繃所持續的時間。一般來說，30分鐘以上是乾性皮膚；20～30分鐘屬於中性皮膚；20分鐘以內是油性皮膚；T字部位和臉頰的緊繃感持續時間相差超過5分鐘的話，你就是混合性皮膚。

　　好了，姐妹們判斷完自己的膚質之後，接下來就該給自己的皮膚喝水了。這就出現了一個問題，到底哪種皮膚需要喝水呢？答案很肯

定，哪種皮膚都需要喝水。

油性肌膚日常保濕法

隨身攜帶吸油面紙。油性皮膚相對於其他皮膚來說，潔膚次數要稍微多一點，但是切不可清潔過度，頻繁洗臉會減損天然保濕屏障的作用，讓皮膚無力抵抗乾燥環境，出現細紋和過敏。洗臉的時候使用溫水清洗臉部。每週敷保濕面膜2次。切記，一定要先把毛孔清理乾淨了再去做滋潤保濕。

混合肌膚日常保濕法

既然是混合性皮膚，那麼姐妹們在保養上要分區對待。T字部位使用收斂性的化妝水，乾燥部位則使用保濕乳液或保濕性化妝水。因T字部位皮脂分泌旺盛，為預防毛孔阻塞，最好一周T字部位敷面兩次，而且選擇能深層清潔型的面膜。多用化妝水、美容液敷臉，選澤高保濕但質感清爽的化妝水沾在化妝棉上當濕布敷兩頰，增加潤澤。

乾性肌膚日常保濕法

姐妹們在選擇保養品的時候，當然要選擇保濕效果好的產品，因為乾性皮膚的姐妹可是極度缺水哦。而且過乾的皮膚不僅僅會缺水，還會導致缺油，所以要選擇滋養成分高的保濕品，平時要多按摩，以促進代謝和增加皮脂腺油脂代謝。

敏感性肌膚日常保濕法

敏感性皮膚可以說是最難伺候的皮膚類型了，就連化妝品的樣

品都不能輕易試用。常用化妝水（不能含有酒精成分）濕布敷臉，保濕滋潤面膜敷面一週二次，選擇高保濕性產品。別忘滋潤敏感和略顯乾燥的雙頰，可以在化妝水後加上保濕乳液加強潤膚。敏感膚質者使用保養品要格外小心，否則會出現皮膚紅腫痛癢或過敏，此外，不用添加香精、酒精或其他化學成分的產品，在選購保養用品時要特別注意，多去測試或選購敏感專用的純天然保養品。

會滋潤自己的女人，才會有甜蜜的生活

《詩經》是中國詩歌的始祖，相信很多女孩子都是被《詩經》裡面美麗的愛情詩打動的，而且有很多都成為千古名句流傳了下來。每次看《詩經》某些名段的時候，眼前總會出現好多美女翩翩起舞。「美目盼兮，巧笑倩兮，明眸善睞，秋波流轉，蒹葭蒼蒼，白露為霜。」是不是感覺都美得無法比擬，而且這種美女美得自在、美得自然。這不由得又讓我們嚮往這種自然之美。

「野有死麕，白茅包之。有女懷春，吉士誘之。」在古代，白茅是潔白和柔順的象徵，而白茅本身，正是具有美白功效的良藥。可以想見，「手如柔荑，膚如凝脂」是多麼誘人的一種風情。

再接著看《詩經》，其中也不乏一些古代美女養顏的秘訣：「隰有萇楚，猗儺其枝。（出自《詩經 檜風》）。」看過《射雕英雄傳》的人一定知道這一句。這其中的「萇」就是陽桃了，又叫做羊桃、仙桃、獼猴桃，也就是奇異果。這是一種非常好的養顏水果。可見，古

人的養顏秘方真是隨處可見。

　　在你的身邊，也許有一些你認為活得很「滋潤」的女友，讓你欣賞她的不僅僅是她成功的地位，還有她精緻的容顏與氣質。但是，別人有，不如自己有。做一個滋潤的女人，生活自然也感染你的朝氣，變得有滋有味起來。

　　那麼，我們就從古人的智慧中探尋那些讓我們滋潤的食品吧。

山芋

　　山芋，又稱紅薯、地瓜、白薯、甘薯、番薯、紅苕等，據研究資料顯示，其含有膳食纖維、胡蘿蔔素、維生素A、B、C、E，以及鉀、鐵、銅、硒、鈣等十餘種微量元素。《本草綱目》、《本草綱目拾遺》等古代文獻記載，山芋有「補虛乏，益氣力，健脾胃，強腎陰」的功效，使人「長壽少疾」。還能補中、和血、暖胃、肥五臟等。當代《中華本草》說其：「味甘，性平。歸脾、腎經。」而且山芋在多種健康食品榜單上的排位都是第一名。

　　山芋的美顏效果就是能活化肌膚細胞，對抗粗糙和乾燥的皮膚。下面我們就來介紹幾種山芋的食用方法：

山芋粥

　　取山芋2～3個洗淨削皮，切滾刀塊。大米250g，糯米150g，與山芋同煮即成。

炒山芋

　　取山芋3～5個（500g）洗淨削皮，切片；大蒜兩根洗淨切末備

用。鍋內放沙拉油25g，將切好的山芋片放鍋內翻炒，待稍有變色後加細鹽、加水，蓋上鍋蓋，等山芋燒酥後加味精、大蒜末翻炒後起鍋即可。

山芋湯

用新鮮山芋500g，洗淨切滾刀塊，放入鍋內加入清水煮爛，加入白砂糖即可食用。如果是糖尿病人不可放糖，可以用木糖醇或其他無熱量甜味劑代替。

> **小提醒：**山芋雖然味道好吃，但並不是每個人都能多吃的，患有腎臟病的人應該少吃，因為山芋中的高鉀成分不利於腎臟病患者，所以這些人在食用山芋的時候一定要注意用量。

以上的食方，能讓你粗糙的肌膚變得光滑，因為山芋中含有大量可滋養、強壯皮膚的各種酵素成分。這些成分可使細胞機能活性化，增進新陳代謝，強化胃腸，促進消化，改善便秘引起的肌膚粗糙。

蓮藕

李時珍說：嫩藕性平，石蓮性溫。得茯苓、山藥、白朮、枸杞子良。孟詵說：生食過多，微動冷氣脹人，蒸起來很好吃。大便燥澀者，不可食。

《神農百草經》主治：「補中養神，益氣力，除百病。」蓮藕含豐富的維生素C及礦物質，具有藥效，其止血作用更為人所熟知。蓮藕可保持臉部光澤，讓肌膚充滿迷人光澤。下面我們就介紹一種蓮藕

粥的做法：

　　原料：老藕250g，粳米100g，白糖60g。

　　製作方法：先將藕刮淨，切成薄片，再將粳米淘洗好，兩者同下鍋用水煮成粥，將熟時調入白糖，煮熟即成。

　　特點：粥甜爛，喜歡甜食的美眉愛吃。

　　小提醒：如果和蓮子合用，效果更好，只需在材料中加入30g的蓮子同煮。

　　作為一個女人，心不要潮濕，但容顏要潮濕，只有在身體上能給予自己養分的人，才能有更多精力去爭取事業和家庭的養分。做一個滋潤女人，做一個幸福女人。

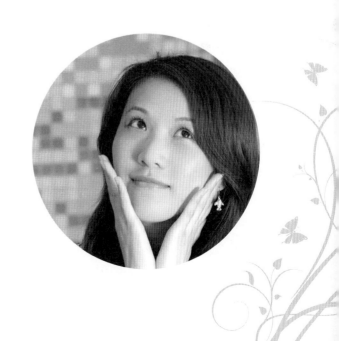

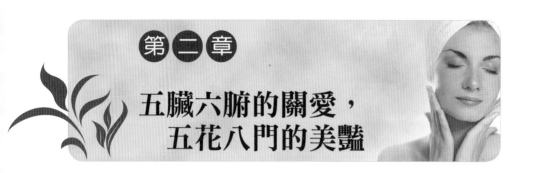

常養嬌嫩心房，美顏之花才會常開不敗

《黃帝內經 素問》中見「藏象」。是指藏於體內的臟器；象，是指表現於外的生理、病理現象。藏象學說，就是透過對人體生理、病理現象的觀察，研究人體各個臟腑的生理功能、病理變化及其相互關係的學說。這也正對應了《黃帝內經》中的「有諸內，必形諸外」的這個道理。這也就是說，真正和我們肝膽相照的是我們的面色和容顏。

《黃帝內經》中說：「心主血脈」，「脈者，血之府也」，「諸血者皆屬於心」。全身的血都在脈中運行，依靠的就是心臟的搏動，只有心臟健康，血液才能發揮其對身體的濡養作用。人的面部雖然平滑，但表下卻隱藏著十分豐富的血管。所以說，你的面部顏色高度反映了心主血脈的功能。心主血脈，主神明，開竅於舌；肝主藏血，主疏匯，主筋，開竅於目；脾主運化，主統血，主肌肉，開竅於口；肺主氣，司宣肅，通調水道，主皮毛，開竅於鼻；腎藏精，主水，主

骨、生髓、通腦，主納氣，開竅於耳。

用心的女人最美麗，假如一個女人不會養心，就如同一個愚昧的園丁，只想著如何枝繁葉茂，卻不懂澆灌和滋養植物的根部。臉是一個美人的招牌，養顏就是不僅要養其形，還要養其神，心主神明，其華在面，從心入手，我們才能開始真正的養顏。當我們心血出現不足的時候，這個臉色看起來就蒼白得不健康，沒有光澤。即使我們有再好的化妝品，也只能浮華其面，讓我們豔羨的是真正的美麗。

那我們養心該從何做起呢？

凡是懂得中醫的人都知道，養心要從養神開始。現代人的生活壓力大，時常傷神是現代人的通病。養神首先就要做到不傷神。生活中的傷神運動不外乎過度的腦力勞動和精神壓力。在我看來，每次看到街頭、地鐵上來來往往的人的時候，總覺得他們在消耗著自己的心力。《老子》中有說過：「眾人大言我小語，眾人多煩我少記，眾人悖怖我不怒。不以人事累意，淡然無為，神氣自滿，以為長生不死之藥。」如果在生活中可以把心態放平整，那麼必生愉色，有了愉色，才會有婉容。

我們這場「心臟保衛戰」就先從餐桌上開始吧。營養學家認為，心臟的健康和日常飲食有著密切的聯繫。

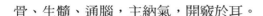 安心食物

魚類：比起大多數的肉類，魚肉中含有的脂肪和飽和脂肪酸都低，不僅如此，這些脂肪和脂肪酸還能增加人體血液中的有益膽固醇，降低有害膽固醇。

黃豆：黃豆中含有多種人體必需氨基酸和不飽和脂肪酸，能促進

體內脂肪及膽固醇代謝，保持心血管通暢。

黑芝麻：黑芝麻中含有豐富的維生素E，對維持血管壁的彈性作用巨大。另外，其中含有豐富的 α -亞麻酸，也能有降低血壓、防止血栓形成的作用。

胡蘿蔔和菠菜：菠菜中富含葉酸。有研究顯示，服用葉酸可以降低25％罹患心臟病的風險。而胡蘿蔔中的胡蘿蔔素可以轉化成維生素A，能保持血管暢通。

綠茶：營養成分極其豐富，其中最值得一提的是茶多酚。研究發現，茶多酚可以降低血液中膽固醇和甘油三酯的含量，具有預防動脈硬化、降低血壓和血脂、防治血栓等作用。

馬鈴薯：馬鈴薯中含有較多的維生素C和鈉、鉀、鐵等，尤其鉀含量最為豐富，每100g中含鉀502mg，是少有的高鉀蔬菜。心臟病特別是心功能不全的患者，多伴有低鉀傾向。但是油炸類的馬鈴薯食品對心臟是不好的。

健心按摩法

穴位：極泉穴

部位：屬手心經經脈的穴道，位在腋窩正中，兩筋間，動脈應手處。

主治：

1.各種心臟病、暨心脅滿痛。

2.臂肘冷寒、肩關節炎、肋間神經痛、心肌炎、心絞痛、心痛渴而欲飲、腋臭等病症。

3.上肢麻木。

自我取穴按摩法：

1.正坐，手平伸，舉掌向上，屈肘，掌心向著自己頭部。

2.以另手中指，指尖按壓腋窩正中陷凹處，有特別酸痛感覺。

3.每次早晚各揉按1～3分鐘，先左後右。

穴位：曲澤穴

據《針灸甲乙經》：「心痛卒咳逆，曲澤主之，出血則已」；《千金方》中說：「曲澤、大陵，主心下澹澹，喜驚」；《銅人》中云：「治心痛，善驚身熱，煩渴口乾，逆氣嘔血，風胗，臂肘手腕善動搖。」這些說的都是曲澤穴的作用。曲，代表肝；澤，表示滋潤、潤澤。

為什麼「曲」代表肝呢？據《尚書 洪范》記載：「木曰曲直。」因為在五行之中，肝屬木，而曲直就是曲中有直，剛柔相濟的意思，肝木的正常屬性是「堅中有韌」，就像肝所主的「筋」。所以，這個穴位具有護肝的功效，對於痙攣性肌肉收縮、手足抽搐、心胸煩熱、頭暈等病狀非常有效。曲澤穴還能治療嘔吐，據《靈樞 順氣一日分為四時》中記載：「病在胃及以飲食不節得病者，取之於合。」而對曲澤穴刺絡放血則具有開竅祛邪、活血化瘀、疏經通絡的作用。

命名：曲，隱秘的意思；澤，沼澤的意思；「曲澤」的意思是指心包經氣血在此匯合。這個穴位是心包經的穴位，雖然心包經上、下兩部經脈的經氣在這裡匯合並散熱冷降，表現出水的潤下特徵，但是從天泉穴下傳本穴位的經水仍然大量氣化水濕，這個穴位就像熱帶沼澤一樣生發氣血，所以名「曲澤」。

主治：

1.按摩此穴位對心痛、善驚、身熱、煩渴口乾、風疹、肘臂手腕處不自主的抖動，都具有一定療效。

2.按摩此穴位可以清煩熱，對心神昏亂、心悸、心肌炎、中暑等症狀均有療效。

3.長期按摩，能夠治療胃痛、嘔吐、泄瀉（急性腸胃炎）等疾病，並具有很好的調理和保健作用。

自我取穴按摩法：

1.正坐伸肘，掌心向上，微曲約45度。

2.用另一手輕輕握住肘尖，四指在外，大拇指彎曲，用指尖垂直按壓穴位，有酸、脹、痛感。

3.每天早晚左右穴位各按壓一次，每次大約按壓1～3分鐘。

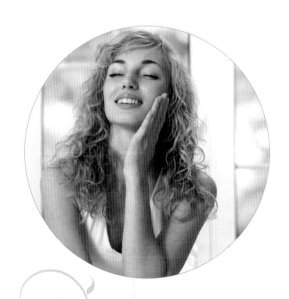

養肝養成360°美女，哪個角度都是風景

　　《黃帝內經 素問 六節藏象論》中說到：「肝者，罷極之本，魂之居也。其華在爪，其充在筋，以生氣血，其味酸，其色蒼，此為陽中之少陽，通於春氣。」

　　「罷」，音義同「疲」，和全身筋的活動有關。「罷極之本」說明肝主管筋的活動，能夠耐受疲勞，是運動機能的根本。人體關節的屈伸，肢體的運動，筋的一張一弛都和肝有關。肝臟也是人體最重要的器官之一，它在人的代謝、消化、解毒、凝血、免疫調節等方面都有著非常重要的作用。

　　「背影殺手」的厲害讓我們見識過不少了。大街上有的女孩子從背面看特別好看，不僅擁有修長的美腿，還有著迷人的身型，但是等看到正面的時候，我們卻不禁大呼上當，天哪，原來身材姣好的女生竟然有一張暗黃和多痘的臉。這樣的女生一定是肝的排毒功能不好。

　　肝臟是我們身體重要的排毒器官，腸胃道所吸收的有毒物質，都要在肝臟經過解毒程式變為無毒物質，最後轉化成膽汁或尿液排出體外。但是如果我們沒有善待我們的肝臟，肝臟長期超負荷，最後導致太多的身體毒素不能從體內排出。這些無法排出的毒素反映到我們臉上就是臉色暗啞發黃，色素沉澱嚴重。

　　有一些女孩子，她們本來胃就小，而且食量還不大，但是發胖依然是困擾她們的問題。這些女孩子顯得非常冤枉：我們吃得已經很少了，可為什麼依然發胖。

　　問題的答案是：因為你的肝不好。肝的主要功能是代謝，但如果

因為脂肪負擔而使代謝速度放慢，也會影響我們的身材，這就造成了我們前述的一種情況——吃得不多也止不住發胖。那麼，我們該如何杜絕這種事情的發生呢？首先我們就要給身體排一個科學的工作表。

身體24小時工作表

時間	工作器官	適宜狀態
晚上9點～11點	免疫系統（淋巴）排毒時間	在這段時間裡人的心情應該保持平靜，調節方法就是聽一些舒緩的歌曲
晚間11點～凌晨1點	肝臟排毒時間	人體屬於睡眠狀態
凌晨1點～凌晨3點	膽的排毒時間	人體屬於深度睡眠狀態
凌晨3點～凌晨5點	肺的排毒時間	人體屬於睡眠狀態
凌晨5點～早晨7點	大腸排毒時間	養成一覺醒來就如廁的好習慣
上午7點～9點	小腸吸收大量營養時間	一定要保證早餐攝入營養，不吃早餐的人在這個時段會損失非常多的能量值

這就是人體各個器官的24小時工作表，從這份表中我們可以看到，肝臟的作用時間是晚間11點～凌晨1點。所以在這個時間段，你必須處於熟睡狀態，這樣你的肝臟才能完美地完成排毒任務。

保肝按摩法

穴位：期門穴

部位：屬足肝經經脈的穴道，在人體的胸部，乳頭直下，與巨闕穴齊平。

主治：

1.按摩此穴位有疏肝、利氣、化積通瘀的作用。

2.長期按摩此穴位，對腹脹、嘔吐、乳痛等症狀，具有很好的緩解、改善作用。

3.配肝俞穴、膈俞穴，有疏肝活血化瘀的作用，能治療胸脅脹痛。

自我取穴按摩法：

1.正坐或仰臥，舉起雙手，手掌心向下，指尖相對，放在雙乳下，肋骨上。

2.用大拇指和食指直下掌根處像一條魚的部位，按揉穴位，有脹痛的感覺。

3.左右兩穴位，每次大約按揉1～3分鐘，或者兩側穴位同時按揉。

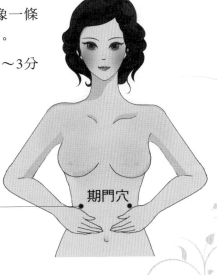

正坐，舉雙手，掌心向下，指尖相對，放在雙乳下，肋骨上，大拇指、食指直下掌根處的魚際所按穴位即是。

期門穴

護肝食物

1.大豆及豆製品：含有豐富的蛋白質、鈣、鐵、磷、維生素B、中等量脂肪及少量碳水化合物對肝臟修復非常有益。

2.海鮮類：帶魚、黃魚、銀魚、羅非魚等能增強免疫功能，修復破壞的組織細胞，讓肝臟不受病毒侵犯。需要注意的是，選擇、烹調魚類食物要得當，否則會食物中毒。

3.西瓜：李時珍在《本草綱目》中指出：西瓜又名寒瓜。有清熱解毒、除煩止渴、利尿降壓之用。

4.食醋：食醋有養肝、健胃、殺菌、散瘀及解毒作用。我們做菜的時候適量的加醋，可促進食物中微量元素的溶解。

5.蜂蜜：蜂蜜具有養肝和護肝的功能。蜂蜜中不但含有肝細胞易於吸收的葡萄糖，而且還能促進組織的新陳代謝，增加肝糖的儲存，可提高人體的抗感染能力。

脾，給女人的氣血小灶開足火力

《黃帝內經》中說：「脾胃者，倉廩之官。」金元時代著名醫家李東垣在他的《脾胃論》中也說過：「內傷脾胃，百病由生。」從這兩句話中既可以看出脾的重要性，也看出了脾胃其實是不分家的，這也便是中醫理論中的一個核心觀點——講究整體觀念。

化妝之於一個女人，應該既是快樂的事，也是無奈的事。化妝的快樂在於你對著鏡子修改眉眼，還真就能把自己從醜女改成美女，從

美女改成天仙。但是化妝的無奈就是熱鬧之後的寂寥了，只要不是自己長進肉裡的顏色，最後就都被卸妝水卸掉了。我們真實的眉峰，我們真實的唇色，我們……

我們越來越需要真實的自己，那麼究竟我們人體哪些秘密器官把握著我們的面子大事呢？其實，脾就占著一個非常重要的位置。

脾位於人體左上腹，是最大的淋巴器官，它由大量的淋巴細胞構成，具有很強的免疫功能。脾有一個很重要的作用——血液篩檢程式。這個脾對血的過濾過程一定會讓我們女孩子覺得非常過癮。

當血流經脾的時候，我們血液已經衰老的紅血球就能被脾中的巨噬細胞識別和吞噬，這樣就減少和清除了我們體內的衰老細胞，保持了紅血球的年輕性。這樣看來，只要保護好脾，女人就可以減緩衰老的速度。

脾主運化

脾主運化水穀精微。水，就是你喝下去的水還有食物中的水分；穀，就是統指你吃下的食物；精微，就是在消化之後人體要吸收的對人體有益的精華。如果脾的運化功能不好的話，就會出現氣血的化源不足，我們的身體就容易消瘦、倦怠、腹脹等症狀。如果美眉們早晨起來經常水腫的話，那就是脾的運水功能失常。

脾統血

脾對血液有控制作用，脾能讓血循經運行不至溢於脈外。所以只要脾氣充足，則血液運行就規律。若脾氣虛弱，氣不攝血而溢於脈外，這就是我們常說的「脾不統血」，如果姐妹們經常出現月經過

多、崩漏、便血等症狀的話，一定是「脾不統血」。

脾主肌肉和四肢

　　脾的這個作用是在前述基礎上的順延作用，人體內「水穀精微」的營養正是需要脾去運送的，而這些營養的吸收者正是人體的肌肉和四肢。因此，脾氣健運，則身體的營養充足，四肢就充滿活力。反之，如果脾氣衰弱，你的肌肉和四肢就不能很好地吸收營養，如果你的四肢消瘦而且乏力的話，多半是脾不好。

開竅於口，其華在唇

　　脾的好壞與否一個最鮮明的特徵就是看你的唇色。口唇能直接反映脾胃的功能，透過口的辨味功能和唇的色澤，就可以瞭解脾氣的強弱。如果脾運行正常，則我們的唇色會紅潤，而且舌頭能非常清晰地辨別出食物味道，這樣一來，你的食欲也會好。反之，如果你的舌頭對五味反應不敏感，就會食欲減退。

養脾四招

　　醒脾：生蒜泥10g，加少量糖醋攪拌即可。不僅有醒脾健胃的功能，還可以預防腸道疾病。

　　山楂條20g、生薑絲50g，加少量糖醋攪拌即可，這道菜有開胃健脾的功能。《本草綱目》中關於山楂的記載是這樣的「凡脾弱食物不克化，胸腹酸刺脹悶者，於每食後嚼二三枚絕佳。但不可多用，恐反克代也」。這也就是說，山楂雖然能醒脾，但是一定要注意量的把握，否則的話就會出現相反的效果。

健脾：選用蓮子、白扁豆、薏仁米煮粥食，或銀耳、百合、糯米煮粥食，或山藥、土茯苓、炒焦粳米煮粥食。

護脾：我們應該經常按摩腹部，可仰面躺在床上，以臍為中心，沿順時針方向用手掌旋轉按摩15次左右。同時，散步和慢跑也是一種健脾的好方法，這兩種運動能養脾健胃，增加你的食欲。

暖脾：如果你吃了太多的生冷性食物，造成了脾胃的積寒，從而影響到了你的消化功能。那麼這個時候，你可用較厚的紗布袋，裡面裝100g炒熱的食鹽，放在肚臍的三橫指處，這樣有溫中散寒止痛的功效。

🌿 呼吸吐納肺自在，驚豔素顏美自來

《黃帝內經 素問 六節藏象論》中說：「肺者，氣之本……其華在毛，其充在皮。」

肺主氣，分管呼吸，是人體內外清氣和廢氣的交換場地，我們人正是通過肺吸入自然界的清氣，也就是氧氣，呼出體內的廢氣，也就是二氧化碳。這樣新舊交替、吐故納新，才使我們身體中的氣體不斷和外界交換。肺者，相傅之官。主氣司呼吸，為氣之主。主通調水道，肺的宣發和肅降對體內水液的輸布、運行和排泄有著疏通和調節的作用。

有一次得了感冒，而且後期開始咳嗽，不巧的是我必須連續熬夜工作兩天。對於這種美顏「自殺式」行為，我是相當的無可奈何。連

續兩天凌晨3點到5點的時候，我咳嗽得最屬害，而且每天都是這個時段。這不禁讓我產生一個疑問，為什麼每天咳嗽最嚴重的是同一個時段呢？原來凌晨3點到5點正是肺的排毒時段。在這個時段，必須讓廢氣能順利排出，身體內才不會藏毒納垢。

《黃帝內經》又云：「肺氣通於鼻，肺和則鼻能知臭香矣。」面部和肺部聯繫最緊密的器官就是鼻子了。鼻子是氣體出入的通道，與肺直接相連，所以稱鼻子是肺之竅。鼻子的通氣和嗅覺作用必須依賴肺氣的作用。只有肺氣暢快，嗅覺才能正常，感冒的時候我們鼻塞咳嗽，對食物的味覺和嗅覺就鈍化許多，也是我們體內毒氣排不出去的時候。所以說「肺氣通於鼻」。體內既然有毒，那麼毒素一定不會讓我們的臉色好看。只有瞭解到怎樣排「肺氣」，我們才能「和顏悅色」。

那麼，到底哪些因素會對我們的肺造成傷害呢？

生活環境：高速度的辦公環境帶來的不僅僅是效率，還有我們身邊越來越多看不見的廢氣。影印機、印表機等現代辦公設備，都是釋放有害氣體的源頭，經常在這樣的條件下工作，會導致肺部的病變；部分高污染工廠向大氣中排放過量的二氧化碳，也是我們吸收廢氣的主要途徑。

季節更替：五臟六腑中，最為嬌貴的可能就是肺了，因為肺的品性簡直就是一個千金大小姐。不耐寒、熱、燥、濕，但是肺又必須和外界接觸才能保持順暢，所以說，外部環境變化時最傷的是肺。秋冬兩季是肺部問題的好發時段。

大量吸菸：相信大多數人都看過一個經典的公益廣告，那就是一個被菸折磨得不成樣子的肺。抽菸的最大損耗者就是我們的肺部。所

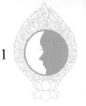

以說，在煙霧繚繞中的女人也許能有神秘的嫵媚，但實則是在傷害自己的美麗。

養肺按摩法

穴位：中府穴

部位：屬於手肺經脈的穴道。1.兩手叉腰立正，鎖骨外側端下緣的三角窩中心是雲門穴，由此三角窩正中垂直往下推一條肋骨（平第一肋間隙）處即是本穴。2.男性乳頭外側旁開兩橫指，往上直推三條肋骨處即是本穴（平第一肋間隙）。3.胸前壁的外上方、雲門穴下1寸、前正中線旁開6寸，平第一肋間隙處。

主治：

1.《針灸大成》記載：「主腹脹，四肢腫，食不下，喘氣胸滿，肩背痛，嘔穢，呃逆上氣，肺氣急，肺寒熱，胸悚悚，膽熱嘔逆，嗑唾濁涕，風汗出，皮痛面腫，少氣不得臥，傷寒胸中熱，飛屍遁注，瘻瘤。」

2.中府穴在針灸經絡上是肺與脾臟經絡交會的穴道，所以還可以瀉除胸中及體內的煩熱，是支氣管炎及氣喘的保健特效穴。

3.對於扁桃體炎、心臟病，胸肌疼痛、頭面及四肢浮腫等症也有保健功效。

4.長期按壓此穴，對於支氣管炎、肺炎、咳嗽、氣喘、胸肺脹滿、胸痛、肩背痛等病症，也具有很好的調理保健功效。

自我取穴按摩法：

1.正坐或仰臥。

2.以右手食、中、無名三指併攏，用指腹按壓左胸窩上，鎖骨外

端下，感到有酸痛悶脹之處。

　　3.向外順時針按揉1～3分鐘。

　　4.再用左手以同樣的方式，逆時針按揉右胸中府穴。

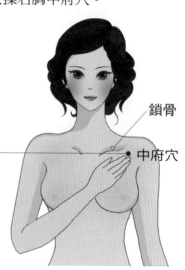

正坐或仰臥，將右手三指
（食、中、無名指）併攏，
放在胸窩上，中指指腹所在
的鎖骨外端下即是。

鎖骨

中府穴

 # 美人腎精才能美顏精神

　　《黃帝內經》說，腎是「作強之官，伎巧出焉」。中醫學理論認
為：「腎為先天之本。」腎具有藏精、生髓、濾毒、調節四大功能。
腎是女人的氣血生化之源，也是美麗之源。腎者，作強之官，主水液
（即津液），腎中精氣的氣化作用對人體津液代謝有著主持和調節的
作用。

腎強則氣血充盈，表達在外就是容光煥發、朝氣蓬勃。

女人為留住青春所做的努力已經很多了，其中最常見的就是跑美容院了，但女人們可能不知道，腎虛時出現的問題是不能僅靠美容手法和化妝品來解決的。隨著年齡的增長，腎的功能開始衰退，導致腎虛和內分泌失調，引起女人神疲乏力、臉色晦暗、皮膚粗糙、色斑增加。如果想從根本上解決面子問題的話，那麼我們就開始追根溯源吧。

腎虛時常會出現的面部問題有：

1.**黑眼圈**：造成黑眼圈的原因有很多，如睡眠不足、菸酒過量等，使眼瞼局部血管功能下降，出現水腫，形成黑眼圈。中醫認為黑眼圈是腎虛的外在表現，消除黑眼圈可從補腎入手。

2.**眼袋**：眼袋是因為眼睛局部的血液、水液循環不暢，造成脂肪、水分的堆積。而主司水液代謝的便是腎，如果腎虛就不能保證水液代謝正常，這樣就會出現眼部水腫難消，長期下去就形成了難看的眼袋。

3.**雀斑、黃褐斑**：腎陽不足、腎精虧虛等病理變化均可導致顏面發生黃褐斑。明代陳實功著《外科正宗》中說：「雀斑乃腎水不能榮華於上，火滯結而為斑。」補腎可使腎水供給面部肌膚，淡化斑點。

由此可見，腎虛的女人是最容易在顏面上表現出來的。要想恢復美顏的光彩，就得從根本著手。補腎養血，調節氣血的生化和運行，使氣血充沛，運行流暢，在體內滋養五臟六腑，在體表潤澤肌膚五官，從而使人體精力充沛，容光煥發。

《黃帝內經》說：「天癸竭，腎氣衰。」也就是說，女人一過了49歲，基本上腎功能就開始走下坡了。所以，不管是養生還是養顏都

要開始先養腎。養腎之路,越早走越好。

補腎佳品

芝麻:甘平,有補肝腎、潤五臟的作用。如《本草經疏》中就曾記載:「芝麻,氣味和平,不寒不熱,補肝腎之佳穀也。」尤其是能解決腎虛姐妹們的掉髮問題。

粟米:又稱穀子。能補益腎氣。《名醫別錄》及《滇南本草》中都說到「粟米養腎氣。」《本草綱目》中說:「粟,腎之穀也,腎病宜食之,煮粥食益丹田,補虛損。」

牛骨髓:有潤肺、補腎、益髓的作用。《名醫別錄》中記載:「安五臟,平三焦,續絕傷,益氣力,止瀉利,去消渴,都用清酒暖後送服。」《本草綱目》說它能潤肺補腎,潤澤肌膚,調理折傷。

鱸魚:又稱花鱸、鱸子魚。性平,味甘,既能補脾胃,又可補肝腎,益筋骨。《本草經疏》曾有記載:「鱸魚,味甘淡氣平與脾胃相宜。腎主骨,肝主筋,滋味屬陰,總歸於髒,益二髒之陰氣,故能益筋骨。」《嘉枯本草》認為:「鱸魚,多食宜人,作蚱尤良。」凡肝腎陰虛,或脾虛胃弱者皆宜。

栗子:性溫,味甘,除有補脾健胃作用外,更有補腎壯腰之功,對腎虛腰痛者,最宜食用。《本草綱目》曾記載:「治腎虛腰腳無力,以袋盛生栗懸乾,每日吃十餘顆,次吃豬腎粥助之,久必強健。」

何首烏:何首烏在《本草綱目》中有這樣記載:「止心痛,益血氣,黑毛髮,悅顏色,久服長筋骨,益精髓,延年不老。」何首烏有補肝腎、益精血的作用,歷代醫家都把何首烏用作治療腎虛的聖品。

養腎按摩法

穴位：復溜穴

部位：屬足腎經經脈的穴道，在人體的小腿裡側，腳踝內側中央上二指寬處，脛骨和跟腱之間。

主治：

1.按摩這個穴位，具有補腎益氣的作用。

2.按摩這個穴位，對泄瀉、腸鳴、水腫、腹脹、腿腫、足痿、盜汗、身熱無汗、腰脊強痛等症狀，具有緩解、改善的作用。

3.長期按壓這個穴位，還能夠有效醫治腎炎、神經衰弱、精力衰退、記憶力減退、手腳冰冷、手腳浮腫等疾病。

4.對女性子宮功能性出血、尿路感染、白帶過多等症狀，也具有改善作用。

5.配後溪穴、陰卻穴，治療盜汗不止；配中極穴、陰谷穴，治療癃閉。

自我取穴按摩法：

1.正坐垂足，將一隻腳抬起，放在另一隻腳的膝蓋上翹起。

2.以另一側的手輕握腳，四指放在腳背，大拇指的指腹從下往上推揉穴位，有酸痛感。

3.左右兩腳上的穴位，每天早晚各推揉1～3分鐘。

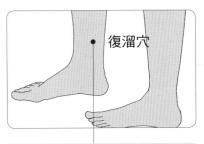

復溜穴

復溜穴位於人體的小腿裡側，腳踝內側中央上二指寬處，脛骨與跟腱間（或太溪穴直上2寸，跟腱的前方）。

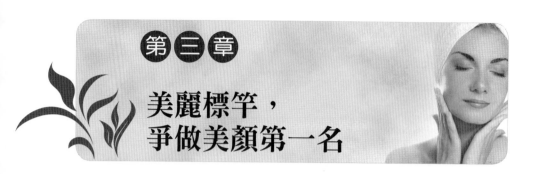

第三章

美麗標竿，
爭做美顏第一名

別忘了給你的腸子做SPA

《黃帝內經 素問 靈蘭秘典》中說：「大腸者，傳導之官，變化出焉。」這句話說得很傳神，同時也給大腸封了一個官職——傳導官。這樣我們理解起來就非常容易，從字面上解釋，大腸的傳導之職就是傳化和疏導的意思。大腸內有許多細菌，這些細菌主要來自食物和大腸內的繁殖。

大腸中的細菌中含有能分解食物殘渣的酶，對食物殘渣中的糖類和脂肪的分解稱發酵作用。對蛋白質的分解稱為腐敗作用。其分解產物，除肽、氨基酸、氨等外，還有多種具有毒性的物質，這類物質產生後，一部分被吸收入血到肝臟解毒，另一部分隨著我們的糞便排出。

小腸位於腹中，上端接幽門與胃相通，下端通過闌門與大腸相連。小腸與心互為表裡，是食物消化吸收的主要場所。

根據以上意思，我們也概括出了大腸的兩大功能——主傳化糟粕和主津。什麼是主傳化糟粕呢？大腸上接小腸，接受小腸食物殘渣，吸收其中多餘的水液，形成糞便。大腸之氣的運動，將糞便傳送至大腸末端，並經肛門有節制地排出體外。大腸主津，意指大腸吸收水分，參與調節體內水液代謝的功能。大腸接受經過小腸作用後所剩下的食物。

雖然大腸和我們的美麗容顏息息相關，但不可否認的是大腸的味道不佳。因為大腸在我們身體的末端，主管的傳導物就是我們消化之後的食物殘渣。很多美眉在大快朵頤之後，卻沒有想到最後為我們埋單的是腸子。我的朋友中不乏一些「辣妹」，她們視辣如命，熱衷於吃一切麻辣的食品。當然了，吃飯之前的優雅形象和吃飯之後的狼狽形象對比是非常鮮明的。

我不是一個「忌辣」主義者，因為只有五味俱全的生活才算得上真正的生活，但這其中的量一定要懂得適當。否則腸子積毒太深的話，就會報復在我們的面子上。

真正的肌膚美容殺手是腸道有害菌，它產生大量有害物質，致使皮膚老化、粗糙、乾燥、出現雀斑、疙瘩、粉刺、痤瘡，嚴重影響我們的面容和心情。所以保養皮膚不能只在外部進行「表面功夫」，治標更要治本。最重要的是要解決「體內的美容」問題，讓美麗「由內而外」散發出來。

速效清腸食品

地瓜：地瓜所含的纖維質鬆軟易消化，可促進腸胃蠕動，有助排便。最棒的吃法是煮地瓜，而且連皮一起煮、一起吃掉，味道爽口甜

美。

綠豆：綠豆具有清熱解毒、除濕利尿、消暑解渴的功效，多喝綠豆湯有利於排毒、消腫，不過煮的時間不宜過長，以免有機酸等受到破壞而降低作用。

燕麥：燕麥能滑腸通便，配合纖維促進腸胃蠕動，發揮通便排毒的作用。將蒸熟的燕麥打成汁當做飲料來喝是不錯的選擇，攪打時也可加入其他食材，如蘋果、葡萄乾，既營養又能促進排便！

薏仁：薏仁可促進體內血液循環、水分代謝，發揮利尿消腫的效果，有助於改善水腫型肥胖。薏仁水是不錯的排毒方法，直接將薏仁用開水煮爛後，按個人口味添加少許的糖，是肌膚美白的天然保養品。

小米：小米不含麩質，不會刺激腸道壁，是屬於比較溫和的纖維質，容易被消化，因此適合搭配排毒餐食用。小米粥很適合排毒，有清熱利尿的功效，營養豐富，也有助於美白。

糙米：糙米就是全米，保留米糠之後的米，有豐富的纖維，具有吸水、吸脂作用及相當的飽足感，能整腸利便，有助於排毒。每天早餐吃一碗糙米粥或來一杯糙米豆漿是不錯的排毒方法。

胡蘿蔔：胡蘿蔔對改善便秘很有幫助，也富含 β-胡蘿蔔素，可中和毒素。新鮮的胡蘿蔔排毒效果比較好，因為它能清熱解毒，潤腸通便，打成汁再加上蜂蜜、檸檬汁，既好喝又解渴，也有利排毒。

調腸按摩法

穴位：下廉穴

部位：在前臂背面橈側，當陽溪與曲池連線上，肘橫紋下四寸處。

主治：

1.此處穴位能夠吸附並聚集天之天部的濁重之物並使其沉降，可以調理腸胃、通經活絡。

2.能夠治療頭痛、眩暈、目痛等病症。

3.對運動系統疾病具有一定的療效，如網球肘、肘關節炎、肘臂痛等。

4.能夠治療消化系統疾病，如腹痛、腹脹、腸鳴音亢進等。

5.對急性腦血管病也具有一定的療效。

6.配合神庭穴，有清利頭目的作用，能夠治療頭痛、眩暈、目痛等病症；配合丘墟穴，有清熱瀉火的作用，能夠治療狂言等病症；配合足三晨，可以治療腹脹、腹痛。

自我取穴按摩法：

1.側腕屈肘，用一隻手的手掌按住另一隻手的手臂，大拇指位於肘彎處，小指按壓所在部位，有酸脹感。

2.食指和中指併攏，用指腹垂直按壓穴位。

3.分別按壓左右臂兩側穴位，每次大約按壓1～3分鐘。

側腕屈肘，以手掌按另一手臂，拇指位於肘彎處，小指所在位置即是。

下廉穴　　　肘彎處

做足細節，當精緻女人

不要再責怪上天對你身材的不公平了。其實沒有哪個窈窕淑女是不需要後天保養的，只是大家做的功課不同而已。來尋找一個屬於你自己的捷徑吧！

不用實行嚴格的節制飲食療法，也不需進行汗流浹背的身體鍛煉，捷徑只是需要你遵循身體的需求法則，並將你的愛心一點點奉獻給它。慢慢堅持，一天，一周，一個月……身體回報給你的將是健康、美麗、充滿活力的動人身姿。

身體的「光合作用」

雖然塗抹防曬霜是女人每天重要的工作，但是我們的身體還是不能缺少陽光的。每天都讓我們的身體在戶外待上1小時，如果你覺得這很難做到的話，那麼至少也要在一個空氣清新的地方大口呼吸10分鐘新鮮空氣。

這是為什麼呢？原來人體也可以進行「光合作用」。當每天到戶外休息1小時，可以讓身體輕鬆、愉悅，掃除使我們身體窒息的陰霾情緒，提高新陳代謝速度，從而使身體更強健，更有活力。同時，每日呼吸的新鮮空氣還具有濕潤口腔黏膜，增強身體抵抗病原菌和預防感冒的能力。

讓身體愛上湯

如果想變成美女，那麼首先你就得讓身體愛上湯。放棄湯簡直就是放棄美麗和纖細。

中醫告訴我們的減肥方法就是排毒。因為排毒可以幫你減輕體重。因為毒素會讓你代謝緩慢，進而使你發胖。鹼性清淡湯卻可以幫你好好地排毒。

嚥口水是美顏小動作

《黃帝內經》中說：「脾為涎，腎為唾。」腎為先天之本，脾為後天之本，姐妹們沒有想到吧，口水的來頭竟然會這麼大。口水，也就是我們常說的唾液，是人體津液中重要的部分。唾液反映了人體內的精氣是否充足，所以，口水的作用是非常重要的。

正因為口水有沖洗、潤滑、止血、稀釋、抗菌、消化等作用，所以古代就有「赤龍攪天池」這一說，李時珍把這種方法叫做「清水灌靈根」。

具體方法是舌頭在口腔內不斷攪動，等到口中唾液充盈時，分三次將口中的唾液嚥下。這麼一個小小的動作既能養生，又能養顏。

身體最愛的原始姿態

看過母體裡嬰孩照片的人們都知道，身體蜷縮就是我們的原生態動作。這就是我們所說的「天姿」。蹲姿可以讓我們的身體放鬆，獲得安全感。實驗證明，進行蹲位訓練不僅有利於健康長壽，還可以讓女性變得更加美麗，因為蹲姿可以減少跑跳時乳房的晃動，因此可減少乳房下垂的可能性；蹲姿可借助大腿和腹部的擠壓力，使下腹部和胃部的脂肪向雙乳移位，並對雙乳進行按摩，促進雙乳的血液循環和淋巴回流，讓雙乳更豐滿；蹲姿還可以緊實女性的盆底肌肉，讓陰部更有彈性。

身體喜愛的小動作

其實只要我們用心去關注生活中的運動小細節，我們的身體和容顏將會從我們這份小細膩中受益良多。從今天開始，我們就可以在睡覺之前做一些小動作，只需要堅持5分鐘，就可以達到減脂的功效。一次屈膝操將消耗掉大約45卡路里的熱量，如果你能常年堅持下來的話，一年就能降低將近3公斤的體重。

訓練方法：身體直立，雙手摸膝蓋的同時屈膝，身體下蹲，然後迅速站起，20次為一組，每天做兩組。

你聽，腰圍在說話

醫學研究顯示，在人體中部，亦即腹部積存的脂肪團，是體內脂肪過多、發胖的先兆。因此，應經常檢查你的腰圍，以便瞭解你的身體是否已經到了需要控制和減肥的程度。科學的測量辦法是：用腰圍除以你的髖圍。如果測量結果大於0.8，那就意味著你的腰圍已經向你發出肥胖的信號了，你需要馬上調整你的飲食，並做適當的減肥運動。

打哈欠

打哈欠是人體的生理需要。它是神經疲勞的信號，顯示興奮即將或已經達到最高點，提醒人們此時應該休息一下。另外，打哈欠有助於放鬆眼部肌肉，促進眼部血液循環，使眼睛感覺更明亮、舒適。美國保健協會的科學家們也為此建議，長時間盯著電腦工作的人，累時不妨打個哈欠，以緩解眼部疲勞。

伸懶腰

　　小小的一個動作，竟然可以讓我們變美。伸頸舉臂是一項伸展腰部、活動筋骨、放鬆脊柱的鍛煉方式，在短短幾秒鐘內，可將很多淤積停滯的血液趕回心臟，增大血液循環量，改善血液循環。此外，伸懶腰還能疏通頸部血管，讓其順暢地把血液輸送到大腦，使大腦得到充足的營養，從而緩解疲勞，振奮精神。並且，它能使全身肌肉，尤其是腰部肌肉在有節奏的伸縮中得到鍛煉，逐漸發達強壯，能夠防止腰肌勞損，能及時糾正脊柱過度向前彎曲，保持健美體形。

關鍵小動作吊起約會小性感

　　《黃帝內經》中說：「女子五七，陰陽脈衰，面始焦，髮始墮。」這句話的意思就是說，女人一到了35歲，身體的各項機能就開始下降和衰退，面部的容顏就有變老的趨勢，頭髮和面龐都開始不再有光澤。

　　如此看來，之於「性感」，35歲已經是高齡了。但縱觀當今娛樂界，最性感與自信的女明星卻大都集中在30歲到40歲這個區間。

　　性感美人溫碧霞，歷經歲月的洗禮依舊保持著嬌美的容顏和迷人身材，得益於她的秘密武器——豆芽。中醫認為綠豆芽能調五臟、美肌膚、利濕熱。應用成美容修身方案，就成就了溫美人的不老神話。

豆芽的營養

豆芽菜是黃豆芽、綠豆芽、黑豆芽和小豆芽的總稱，是中國傳統的菜肴。明朝李時珍在《本草綱目》中指出：「唯此豆芽白美獨異，食後清心養身。」古人讚譽它是冰肌玉質，所以，豆芽還有另外一個有意思的名稱——如意菜。豆芽含有豐富的維生素C，具有保持皮膚彈性，防止皮膚衰老變皺的功效，還含有可防止皮膚色素沉著，消除皮膚黑斑、黃斑的維生素E，乃養顏之佳品。

豆芽的做法：

1.將綠豆芽用開水焯一下，加醬油、醋涼拌而食，可以消脂減肥。

2.將綠豆芽同鯽魚燉服，可美白肌膚。

3.取綠豆芽和陳皮以及鹽少許，加水燉熟飲湯，能排毒利尿。

4.將綠豆芽搗爛絞汁，加蜂蜜適量，代茶飲服，清新爽目。

無規律的夜生活或者無規律的熬夜加班都是阻礙女人性感的最大殺手，人們很難將精神萎靡和黑眼圈嚴重和性感聯繫起來。熬夜不僅使臉色暗淡無光，還長滿了暗瘡，眼角鼻樑上也無可救藥地爬上了細紋，眼睛也長成了「熊貓眼」，還會覺得臉部皮膚有緊繃搔癢的感覺，或是有脫皮的現象。

熬夜給人體帶來的危害遠不止以上這些，不規律、不健康的生活方式，當然需要徹底改變過來。只有這樣你才能擁有美顏和性感。

有的時候，熬夜是不得已的選擇。所以，熬夜的前後做好必要的準備和保護是十分必要的，熬夜的事實無法改變，但是我們卻可以把

熬夜的損失降到最小。

1.雖然晚睡但必須要按時進餐，而且要保證晚餐的營養豐富。一般魚類和豆類產品有補腦健腦功能，也應納入晚餐食譜。熬夜過程中要注意補水，可以喝枸杞大棗茶或菊花茶，既補水又有去火功效。

2.開始熬夜前，來一顆維生素B群營養錠，維生素B能夠解除疲勞，增強人體免疫力。

3.提神飲料最好以綠茶為主，可以提神，又可以消除體內多餘的自由基，讓您神清氣爽；但是腸不好的人最好改喝枸杞泡熱水的茶，可以解壓，還可以明目呢！

4.熬夜前千萬記得卸妝，或是先把臉洗乾淨，以免厚厚的粉層或油垢，在熬夜的煎熬下助長滿臉痘痘。

5.熬夜之後，最好的保護措施自然是「把失去的睡眠補回來」。如果做不到，午間的10分鐘小睡也是十分有用的。

這些關於補救熬夜損失的小動作雖然小，但卻不能忽略它們的大作用。「夜貓族」美眉們，如果不想帶著黑眼圈去約會的話，就從上面的方法開始吧。

美人「掃黑先鋒」馬上行動

不管流行健康的古銅色還是熱辣的日光浴，一般人的膚色審美觀一直堅定守在靚白這一方。尤其是到了夏天，你會發現大街上吸引目光的大亮點永遠是白皙的皮膚。

　　想想周圍的朋友，那些被稱為美女的人都有一個共同點——皮膚白。如果你問周圍的男孩子喜歡什麼類型的女孩子。都會聽到一串「標準答案」：眼睛大、皮膚白、身材好。這些看起來都是外在條件，但五十公尺外，男生首先看到的並不是你水靈靈的大眼睛和你凸凹有致的身材，而是你皮膚泛出的光澤。

　　雖然不能以貌取人，更不能以膚色取人，但說實話，如果沒有外在，別人又怎麼會注意你的內在呢？所以說，美顏的硬道理還是要讓自己白，並且是健康的白。

紫外線：阻礙美白的頭號元凶

　　炎炎夏日，紫外線尤其強烈。紫外線對皮膚的傷害，是加快皮膚自然老化的元凶之一，它會引起曬黑、皺紋、色斑、乾燥等肌膚問題。對於紫外線，我們的瞭解不能僅僅限於防曬霜上的SPF值，我們還必須瞭解的是紫外線的波段。主要引起皮膚老化的是UVA和UVB。其中UVA對皮膚的傷害尤為嚴重，它可以直達真皮層，導致脂質和膠原蛋白的耗損，引起鬆弛和皺紋；UVA還會導致色素沉澱，產生色斑，尤其是皮膚越白就越容易長斑。UVB會啟動黑色素細胞，導致皮膚被曬黑，還會導致皮膚曬傷；UVB也會損傷帶有遺傳信息的DNA，誘發皮膚癌變，皮膚老化。此外，不可忽視的是較被人們忽略的短波UVC，一直被認為被臭氧層隔絕在外，可是由於臭氧層被破壞，UVC也會對皮膚產生傷害。

不正確的生活方式：洗澡洗掉一層皮

　　如果想美白，我們首先應該扔掉的東西就是那塊恐怖的搓澡巾，

至少應該換一塊更為柔軟的。我見過不少女孩子洗澡的時候恨不得把身體搓掉三層皮，然後還很滿意自己的手動物理減肥法。你以為這樣你的身體就乾淨了嗎？其實不然，這種洗澡方法正是破壞你美白大計的錯誤方法。

洗澡時，若用浴巾或化纖類搓澡巾用力摩擦，局部皮膚會受到強大摩擦壓迫等刺激，皮膚表面就會出現淡褐色到暗褐色的色素沉澱，呈彌漫網狀，且好發於鎖骨、肋骨、肩胛、肘、膝部等骨骼隆起處。

食物中的黑色素：皮膚變黑的隱形殺手

一些食物也是我們皮膚變黑的殺手，富含銅、鐵、鋅等金屬元素的食物即有此弊端。這些金屬元素可直接或間接地增加與黑色素生成有關的酪氨酸、酪氨酸酶等物質的數量與活性。這些食物主要有動物肝、腎、牡蠣、蝦、蟹、豆類、核桃、黑芝麻、葡萄乾等。但是，想要美白的姐妹們千萬不能走極端，上述食品中雖然含有黑色成分，這只是告訴我們應該適量的攝取，而不是堅決不吃。

不少藥物能改變正常膚色，服用奎寧者約10％的病人面部出現藍色色素斑。在鎮靜藥中，氯丙嗪對膚色的威脅最大，長時間服用者面、頸部會出現蝴蝶斑，手臂等處則呈棕灰、淺藍色或淺紫色。此外，反復使用含汞軟膏，也會在患處留下棕色色素。抗癌藥中引起膚色變化的藥物更多，如馬利蘭會使膚色變成棕紅，博萊黴素可產生黑色素堆積等等。

美白經典食材

番茄：這是很好的防曬食物。番茄富含抗氧化劑番茄紅素，每天

攝入16mg番茄紅素，可將曬傷的危險係數下降40％。

檸檬：含豐富維生素C的檸檬能夠促進新陳代謝，延緩衰老，美白淡斑，收細毛孔，軟化角質層及令肌膚有光澤。據研究，檸檬能降低皮膚癌發病率，每周只要一杓左右的檸檬汁即可將皮膚癌的發病率下降30％。

魚類：科學研究發現，一周吃三次魚可保護皮膚免受紫外線侵害。長期吃魚，可以為人們提供一種類似於防曬霜的自然保護，使皮膚增白。

堅果：堅果中含有的不飽和脂肪酸對皮膚很有好處，能夠從內而外地軟化皮膚，防止皺紋，同時保濕，讓肌膚看上去更年輕。堅果中含有的維生素E，不僅能減少和防止皮膚中脂褐質的產生和沉積，還能預防痘痘。

高維生素C水果：維生素C可說是永遠的美膚聖品，想保有健康明亮、不易曬傷老化的皮膚，幾乎每個皮膚科醫生都會叫你多吃高C蔬果。

此外，一些感光蔬菜，如白蘿蔔、芹菜、香菜等，容易使皮膚出現色素沉澱，在陽光強烈的季節最好少吃。

DIY美白法

1.取新鮮雞蛋一枚，洗淨擦乾，加入500cc優質醋中浸泡一個月。當蛋殼溶解於醋液中之後，取一小湯匙溶液摻入一杯開水，攪拌後服用，每天一杯。長期服用醋蛋液，能使皮膚光滑細緻，掃除面部所有黑斑。

2.蜂蜜蛋白膜：新鮮雞蛋一枚，蜂蜜一小湯匙，將兩者攪和均

匀，臨睡前用乾淨軟刷子將此膜塗刷在面部，其間可進行按摩，刺激皮膚細胞，促進血液循環。待一段時間風乾後，用清水洗淨，每週兩次為宜。這種面膜還可以用水稀釋後搓手，冬季可防治皸裂。

3.用牛奶摻入雞蛋清，或配用雞蛋黃調勻，塗面15分鐘，對中性皮膚的保養效果尤佳。只須堅持三個月，你的容顏便會煥然一新。

4.為除去面部死皮，打一個雞蛋加一小匙細鹽，用毛巾蘸之在皮膚上來回輕輕擦磨，猶如使用磨砂膏一般。找回美麗，簡單而快捷。

5.用蛋黃加入蜂蜜和麵粉調成濃漿，均勻塗敷面部，不但能治粉刺，而且可預防秋冬皮膚乾燥。如果是油性皮膚，應加入一匙檸檬汁混合攪勻，用化妝棉塗於臉上，15～20分鐘後以溫水洗去。

化妝品達人OUT，食物達人IN

《黃帝內經》早就指出了養、助、益、充的膳食指南，即「五穀為養，五果為助，五畜為益，五菜為充，氣味和而服之，以補精益氣。」所以說，食物中的學問真的很大。

「食」與「美」之間總是有著千絲萬縷的聯繫，吃出來的美人總要比化出來的美人更自信，更自然。一直以來大多數人始終堅信，比之於古代女人，現代女人更加經老、美麗容顏能更久保持，實際上這是個不完全正確的認知。

現代的光影技術加上化妝技術總讓我們有一種幻覺，那就是現代女人比古代女人不容易老。我們不否認經過長時間的進化，現代女人

的面容已經較之古代女人越來越精美和細緻了，但是皮膚的品質我們卻不能太早下結論。

現代女人掩蓋皺紋的方法基本上是靠粉底，一些細微的皺紋被厚厚的粉遮得嚴嚴實實，一般女性的化妝術不夠高明，一張臉上，被塗抹得敗筆連連，雖然化妝品達人會把臉化得很完美，但總讓人感覺缺少一種自然的美。

即便高明的化妝師我想也不能否認卸妝之後的失落吧。

紅潤的嘴唇和臉頰在現代女人身上越來越少見到，取而代之的是枯黃或蒼白，這主要是長年累月經血的流失而造成的貧血。血氣是女人最重要的動力，缺了它，任何美麗都要換季打折。

如果你還熱衷於化妝品店的掃貨，還熱衷於哪個美白產品的遮瑕效果較好，那麼你真的該被淘汰了。我們只需稍加留意，就會發現有很多化妝品牌正陸續打出「食物」的招牌。不管是我們常見的蜂蜜、牛奶，還是藥用的當歸、薏仁，都已搖身進了化妝品中。如果用化妝品是必要選擇的話，選擇含天然成分較多的化妝品是最好的，但如果直接吸收和只用在面子上相比，姐妹們為什麼不選擇前者？

我們常說，每天要吃得簡單而健康，但這並不表示就能吃得草率。

三餐準時定量：越是吃得不規律，越是容易發胖，所以有的人抱怨說「每天工作那麼忙，為什麼反而胖了呢？」，就是這個道理。如果三餐不定時，那麼還會增加中間零食的攝入量，這樣對我們的瘦身大計就非常有影響。

三餐我們一定要把握一個原則，那就是早餐一定要吃，而且儘量在上班之前解決，吃得要好一些，不要太簡單。注意各方面營養的均

衡，包括蛋類、乳類、澱粉類、肉類、蔬果類都應該各吃一點。中午這一頓，儘量控制在11：30～13：30之間，不要太晚，否則晚飯和午飯的間隔就會被推遲，對於身材不利；中午要吃得飽，整個下午都要靠它來消耗；晚飯的話，儘量在19：00之前；睡前3小時絕對不能進食，除了身材，對於睡眠也很不利；晚飯不要吃得太飽，5～7分飽就可以了。

減緩進食速度：《醫說》中記載：「食不欲急，急則損脾，法當熟嚼令細。」這句話的意思就是說，吃飯的時候一定要細嚼慢嚥，放緩進食速度，否則就會損傷脾胃。而且，吃得越快，吃得也就越多。如果不細嚼慢嚥，更容易發胖，對消化系統也不利。所以吃的時候可以刻意放緩速度，一頓午飯的時間控制在30分鐘左右，而且吃的時候一定要專注於吃飯，不要一邊工作一邊吃，這樣血液才能聚集在腸胃系統，否則吃不好，工作也做不好。《黃帝內經》中有「胃不合則臥不安」的說法。如果晚餐選擇不對，很可能讓你在漫漫長夜輾轉反側。那麼，哪些食物會「偷」走睡眠呢？答案就是脹氣食物。

有些食物在消化過程中會產生較多的氣體，從而產生腹脹感，妨礙正常睡眠，如豆類、包心菜、洋蔥、綠花椰菜、青椒、茄子、馬鈴薯、芋頭、玉米、香蕉、麵包、柑橘類水果和添加木糖醇（甜味劑）的飲料及甜點等，辣鹹食物亦是。

控制吃飯步驟：好好整理一下我們的吃飯順序，讓吃飯變成一種精緻細膩的享受，這樣既可以增加飲食的飽腹感，也可以增加進食的樂趣；同時可以在步驟上減少食物的攝入。先喝湯，儘量選擇粵式的煲湯，營養豐富，又口感清淡，喝的時候一定要注意速度，不要一下子喝掉；然後是蔬菜，盡量以清煮為好，如果適合生食，儘量生食，

多吃點沒有關係；然後攝入魚蛋類；最後攝入肉類或者澱粉，一頓飯只能二選一，這樣比較有利於消耗脂肪，因為同時攝入肉類和澱粉類，只會消耗掉其中之一，另一類的熱量就被保存轉化成了脂肪。最後可以吃一點水果，甜味能讓人產生飽的感覺。

控制食欲小策略

我們必須分清楚自己是餓還是饞。一日三餐一定要定時，但對於那些誘人的「垃圾食品」則必須要適當抵制，否則身材就會像垃圾食品外包裝一樣臃腫。

方法1：用食指按在人中穴的部位，在10秒鐘之內，迅速按30下。這種方法可以讓胃部不產生饑餓的感覺，記住偷偷做哦。

方法2：當你想吃零食時，用食指與中指的前端按壓手腕內側，然後沿著拇指下方的部位慢慢按壓到小指。

方法3：用食指和中指的指尖按壓胸部肋骨和肚臍之間的中心點，在10秒內做30下。此法可使胃部產生飽脹感。

方法4：遇到緊張或壓力的時候，你可能會食欲大增，這時兩手掌心相對互壓，從食指下方一直壓到肘關節部位，可減緩壓力。

24小時飲食表

時間	身體狀態	適合食物
早晨7點	體溫上升、脈搏增加、交感神經開始變得活躍	兩片全麥麵包，一份番茄炒雞蛋，一杯牛奶
中午12點	中午攝取蛋白質能提高血糖含量，維持飽腹感	肉類、雞蛋、豆腐、豆類等為主食，要與含豐富纖維的蔬菜搭配
下午1-2點	上午到達最高點的體內能量需求逐漸走低	午睡，不宜進食
下午4-5點	味覺變得敏銳起來，焦躁、憂鬱等情緒也漸漸增強，壓力帶來旺盛食欲	補充一些高纖維食物，如黃瓜、番茄，或喝杯綠茶或紅茶、花茶等
下午6-8點	也是身體在一天中最苦惱的時期。此時不僅易增加體重，消化作用也十分活躍	喝湯，少食物
晚上9點以後	體內的荷爾蒙分泌減少，體溫下降，身體能量消耗變遲緩。這時攝取的熱量很容易儲存在體內	不宜進食

十惡不赦的食品榜單

時下很多「快捷族」姐妹，一天三餐都是草草了事，而這其實是現在上班族一種非常普遍的現象，許多人也許在悄悄納悶，為什麼每天吃得很好，既乾淨又快捷，可為什麼身體越來越差了呢？問題出在哪裡？那麼不妨檢查一下自己的食譜：你的辦公桌裡是否經常儲存著餅乾、薯片？你是否經常以漢堡等速食代替正餐？你是否經常喝可樂等飲料來代替喝水？你是否經常吃速食麵？如果你經常存在上述的生活習慣，就要好好檢討一下自己的飲食習慣了。

營養科學認為，垃圾食品也就是通常所說的高熱量、高脂肪、高糖分的「三高」食物。「三高」食品本身無罪，因為熱量、脂肪、糖分都是人體必需的，但俗話說「過猶不及」，一個人每天攝入過量的油脂和糖分對身體危害是極大的。垃圾食品一般口味都不錯，也有一定的營養，但經常作為正餐來吃，我們的健康就會受到威脅。

健康診斷

垃圾食品雖然口味好，但它們的高熱量、高糖分、高膽固醇和低營養卻如同垃圾一樣進入我們的體內，如果長期食用就會引起營養不良等多種疾病。

在世界衛生組織公佈的全球十大垃圾食品及其危害中，大多數食品是上班族的最愛。如果你經常吃這些食品，那麼你一定要注意了，這十大垃圾食品與其對人體造成的危害分別是：

1.油炸類食品，例如早晨常吃的油條、甜甜圈等。

這些食品多在早點中出現，它們的方便、快捷、美味很符合工作緊張的上班族的胃口。街邊隨處可見它們的身影，但是我們在輕鬆享用這些食品時並沒有感覺到大量的熱量、油脂和氧化物質也被我們一同吃進肚子裡。它們破壞維生素，使蛋白質變性，經常進食易導致肥胖；是導致高脂血症和冠心病的最危險食品。且這類食品在油炸過程中，往往產生大量的致癌物質。

　　2.醃製類食品，例如常常食用的臘肉、臘腸、酸菜、鹹魚、榨菜等。

　　醃製食品口味獨特，尤其是包裝簡單、便於攜帶，成為上班族的家常便飯。也許你還不瞭解這些食品的內幕吧！這些食品在醃製過程中，需要大量放鹽，這會導致此類食物鈉鹽含量超標，使腎臟的負擔加重，發生高血壓的風險增高。還有，食品在醃製過程中會產生大量的致癌物質亞硝胺，導致鼻咽癌等惡性腫瘤的發病風險增高。此外，由於高濃度的鹽分可嚴重損害胃腸道黏膜，故常進食醃製食品者，胃腸炎症和潰瘍的發病率較高。

　　3.加工的肉類食品，例如常常在超市購買的肉乾、肉鬆、香腸等。

　　這些是大家忙裡充饑的典型食品。有些人認為簡單包裝的肉類食品既有營養，味道又極好，其實裡面含有防腐劑、增色劑和保色劑，它們會造成人體肝臟負擔加重。火腿等製品大多為高鈉食品，大量進食可導致鹽分攝入過高，造成血壓波動及腎功能損害。

　　4.上班族尤其是辦公室女郎常常代替早餐用或者當零食的餅乾類食品（不含低溫烘烤和全麥餅乾）。

　　它們的主要危害是：食用香精和色素過多對肝臟功能造成負擔；

嚴重破壞維生素；熱量過多、營養成分低。愛美的朋友們，為了身材和容貌儘量不要碰這些東西。

5.汽水、可樂類飲料是我們常喝的東西，這些也同樣會危害健康。

它們的主要危害是：含磷酸、碳酸，會帶走體內大量的鈣；含糖量過高，喝後有飽脹感，影響正餐。此外，這些飲料含有大量熱量很容易導致肥胖。大家不妨試試蔬果汁或乾脆喝水，營養全面，美容養顏、保持身材、解渴排毒樣樣行。

6.方便食品，主要指速食麵和蝦條、鍋巴等膨化食品。

這些小東西深得女性朋友或「工作狂」的歡心。它們屬於高鹽、高脂、低維生素、低礦物質的食物。一方面，因鹽分含量高增加了腎負荷，會升高血壓；另一方面，含有一定的人造脂肪，對心血管有相當大的負面影響。加之含有防腐劑和香精，可能對肝臟等有潛在的不利影響。這些食物對於我們的身體而言只有熱量，沒有營養。

7.罐頭類食品，包括魚肉類罐頭和水果類罐頭。

有些人認為罐頭食品既有營養食用又方便。其實不論是水果類罐頭，還是肉類罐頭，其中的營養素都遭到大量的破壞，特別是各類維生素幾乎被破壞殆盡。另外，罐頭製品中的蛋白質常常出現變性，使其消化吸收率大為降低，營養價值大幅「縮水」。還有，很多水果類罐頭含有較高的糖分，並以液體為載體被攝入人體，使糖分的吸收率因之大為增高，可能在進食後短時間導致血糖大幅攀升，胰腺負荷加重。同時，由於熱量較高，有導致肥胖之嫌。

8.燒烤類食品，例如烤羊肉串、燒雞、烤腸、烤雞腿等。

許多人在結束了一天的緊張工作之後，喜歡在晚上呼朋引伴聚

一聚。尤其是夏天，這些烤製類食品成為這種場合的最愛，比如大排檔、燒烤等等。它們的主要危害是：含大量「三苯四丙吡」（三大致癌物質之首）；你可能不知道：1支烤雞腿＝60支菸的毒性，它會導致蛋白質炭化變性，加重腎臟、肝臟負擔。燒烤類食品的致癌率之高已經被證實，這也正是這類食物最可怕之處。

9.女性愛不釋手的話梅蜜餞類食品。

這些食品中含三大致癌物質之一的亞硝酸鹽，且鹽分過高，含防腐劑、香精，損肝。亞硝酸鹽在人體內可結合胺形成潛在的致癌物質亞硝酸胺；香精等添加劑可能損害肝臟等臟器；較高鹽分還可能導致血壓升高和腎臟負擔加重。

10.同樣是女性最愛的冷凍甜品類食品如霜淇淋、冰棒和各種雪糕。

它們的主要危害是：含奶油極易引起肥胖；含糖量過高影響正餐。除了容易導致肥胖和影響食欲，冷飲還可能因為溫度低而刺激胃腸道。

如果你是經常以上述食品為食的人，一定不要再猶豫了，請馬上修改自己的食譜，並注意自己的身體是否因此而產生疾病了。

吃出美顏新「食尚」

當然，垃圾食品大多本身無罪，它們也有一些人體需要的營養，關鍵是要控制食用的數量與次數。大家只要不經常把它們當做正餐，不把它們當做愛不釋手的食品，偶爾吃一下也無妨。

食品只有作為平衡膳食的一部分才能展現它們的營養價值。家庭平衡膳食的四條基本原則是：食物多樣化、食物均衡性、適量及個體化原則。下面向大家介紹一下具體做法，一定要認真對照哦！如果不可避免的吃到這些垃圾食品，那麼你一定要按照這些方法仔細執行，這樣才對得起自己和自己的這張臉。

工作固然重要，但如果沒有好的身體又何談工作呢？因此，有必要調整一下作息時間，為自己科學合理地進餐留下充足的時間，儘量避免因為時間不夠而食用垃圾食品的無奈情況發生。

防護指南

很多人會問：「我們平時既然吃的都是垃圾食品，那我們還能吃些什麼呢？」值得慶幸的是世界衛生組織也評出了一些特別適合上班族的健康食品，這些食品與垃圾食品相對應。如果平時能夠經常使用這些健康食品，無疑能讓我們的身體更健康，工作起來也有足夠的腦力和體力支持。這些健康食品是：

1.十三種最佳蔬菜

入榜的有甘藷、高麗菜、芹菜、胡蘿蔔、蘆筍、花椰菜、茄子、

甜菜、薺菜、苤藍菜、金針菇、雪裡紅、大白菜。這些蔬菜都是平時很容易吃到的，既實惠又營養。同樣是吃飯，我們為什麼不選既營養又健康的？

香甜的甘藷最讓人流連，也許你不一定每天吃，但是甘藷裡含有豐富的纖維、鉀、鐵和維生素B_6，不僅能防止衰老、預防動脈硬化，還是抗癌能手，所以它被選為蔬菜之首。上班族的日常飲食還要講究酸鹼搭配，健康人PH值要達到7.3左右，而我們平日吃的肉類幾乎都是酸性食品，所以要和鹼性食物搭配在一起吃，蔬菜中高麗菜、芹菜、胡蘿蔔等就是鹼性食品，可以多吃一些。

2.肉食不可不吃

許多女性為了保持體形，總是刻意拒絕肉食，但是良好的身材和皎好的容顏也需要肉食來幫忙。其實，肉食雖然脂肪含量比較大，但卻是日常飲食中不可或缺的，也能給身體帶來均衡的營養。只要攝入合理，葷素搭配，肉食是對人體非常有益的。

進榜的最佳肉食有鵝肉、鴨肉和雞肉。鵝肉和鴨肉的化學結構很接近橄欖油，對心臟有好處，尤其是老人可以適當多吃點。雞肉是公認的「蛋白質的最佳來源」，要及時補充。

吃過肉最好喝一些鮮湯，這對身體很有好處。最優質的湯非雞湯莫屬，特別是母雞湯，還有防治感冒、支氣管炎的作用。

3.多吃養腦零食

上班族大多是腦力勞動者，吃什麼最能養腦是他們最關心的問題。其實，這樣的食品也有很多，蔬菜中的菠菜、韭菜、南瓜、蔥、

花椰菜、甜椒、豌豆、番茄、胡蘿蔔、小白菜、蒜苗、芹菜都有補腦
作用。此外，核桃、花生、開心果、腰果、松子、杏仁、大豆等堅果
類零食對頭腦也很有好處。

4.從水果中攝取營養

水果對於缺乏運動的人來說是最好的零食。常吃水果，不僅可以
補充身體所需要的各種維生素和微量元素，對女性保持身材、容貌也
極有好處。

向大家推薦的頭號水果就是木瓜，木瓜裡的維生素C遠遠多於橘
子的含量，而且木瓜還有助於消化人體內難以吸收的肉類，能防止胃
潰瘍；而肉甜汁美的草莓不但水分充足，對人體健康也同樣有極大好
處，尤其愛美的女性朋友要多吃點，因為草莓可以讓膚色變得紅潤，
能減輕腹瀉，還能鞏固齒齦、清新口氣、滋潤咽喉，且草莓的葉片和
根還可用來泡茶。此外，奇異果、芒果、杏、柿子、西瓜等這些香甜
多汁的水果也是應該經常食用的水果。

上班族午餐營養配餐

上班族大都過著朝九晚五的生活，午餐是每天能量的重要來源，
但許多人都因為時間、工作等原因把午餐草草了之，這不僅對一天的
工作造成不好的影響，也對我們的身體帶來很多健康隱患。大家不妨
參照下面的午餐搭配，為我們的身體和工作賺足本錢！

1.中式：豆泡油菜、宮保雞丁、米飯、水果盤

多吃新鮮蔬菜，少吃油膩食物。豆製品是優質植物蛋白質的來
源，是中餐的首選。油菜等新鮮蔬菜可促進豆製品中微量元素的吸

收。在選擇葷菜時，也要儘量點較清淡的，像宮保雞丁就不像其他肉類含較多脂肪，同時還富含鈣、鎂、鐵等元素。

白米飯，可以滿足大腦和肌肉正常工作所需的糖分。

至於飯後甜點，水果是最適合的選擇。飲料最好選擇茶等鹼性飲料，可以中和魚肉等酸性食物，達到酸鹼平衡，同時又富含抗氧化物質，可清除體內垃圾。

剔除食品關鍵字：油炸食品、炒飯、甜點。

2.西式：蔬菜、比薩、水果沙拉

比薩是午餐不錯的選擇，比薩中的麵餅含有足夠的碳水化合物，蔬菜中含有纖維素和維生素，而乳酪可以提供蛋白質和鈣質。如果是在義大利餐廳裡用餐，你會發現，蔬菜比薩十分流行；另外，蔬菜火腿比薩也是不錯的選擇。這些比薩的營養成分比較均衡：多纖維素，少油脂（含乳酪少）。

把水果沙拉作為餐後甜點是明智的選擇，它可以提供大量的維生素C；或者用生菜沙拉作前菜，效果也不錯，但注意不要放太多沙拉醬。

為女人排毒的私享秘密

中醫治療疾病的核心是辨證論治，其理論依據源於《黃帝內經》提出的「有諸內必形諸外」，這句話的意思就是說，疾病在體內的病理變化，必定可以在體表找到症狀，由表達裡。「排毒養顏」是一個

在美容界的基準概念，只有先排毒，我們才能做好之後的養顏工作，否則，我們一切為美麗付出的心血就都成了表面功夫。在肌膚沒有淨化的狀態下進行單純的美白和保濕，效果微乎其微。排毒是擁有美顏一個至關重要的環節。

那麼，毒從何來？這些看不見摸不著的可惡物質到底是怎樣阻止我們肌膚的美麗之旅呢？那麼我們就來一個「中毒」測試吧，看看你的皮膚「中毒」有多深？

1.膚色正常，輕微暗沉發黃。

2.天氣轉涼，臉部的肌膚就開始成為「油田」了。

3.雖然用了美顏方法，但是黑眼圈和眼袋還是非常頑固。

4.皮膚變得乾燥，摸上去很粗糙不平。

5.皮膚抵抗力降低，容易出現過敏現象。

如果你發現裡面至少有三種答案符合你現在的狀況，那麼說明你中毒不輕了，排毒工作勢在必行。那麼接下來，我們來瞭解一下我們的皮膚是怎樣「涉毒」的呢？毒素的根源又在哪裡？

人體內毒素，即人體內的有害物質，形成的原因主要是以下五個方面：

1.**來自環境中的毒素**：紫外線、水污染、電腦、影印機、手機等各種現代辦公生活設備，在高效率的同時亦會對肌膚產生輻射，導致毒素日積月累。

2.**食物中的毒素**：肉類食品中的荷爾蒙、食物和藥物中的抗生素、蔬菜水果中的化學毒素、高溫烹調食物產生的毒素、食品中的添加劑，及食物及飲料中的甜味劑、味精等。

3.**日常生活中的毒素**：香菸、酒精、衣服、被褥、清潔用品中釋

放的有毒物質。

4.人體自行產生的毒素：乳酸、尿酸、酸化黏稠的血液，大腸中的宿便，膽結石、自由基、氧化脂質等。

5.精神毒素：過度的壓力、太過偏執、感情不順等。

《臨症偶得》中曾經說過：「通則不病，病則不通。」人體內常會有各種毒素蓄積，排出的關鍵在保持體內氣血通暢，使之發揮良好的排毒作用。陰平陽秘，氣血調和，五臟功能均調理正常，有利於化解、中和體內外產生的多種毒素，從而避免多種疾病發生。所以，只有做到充分調整全身的氣血，排除毒素，恢復人體的陰陽平衡，才能達到養顏美容的目的。

肌膚排毒步驟

1.日常排毒

我們選擇日常排毒產品的時候，一定要注意產品的天然性。因為某些化妝品中的化學成分對於人體來說本來就是毒素，所以這種「以毒攻毒」的方法並不可取。一方面我們要通過物理防護對抗外界的毒素侵襲，另一方面通過新陳代謝、淋巴循環等方式來排除肌膚毒素。

2.食用排毒果蔬

直接食用有利於排毒的水果或蔬菜，也是美容排毒的關鍵。當然，在補充排毒食品的時候，我們要改變貪嘴的毛病，否則可能就是因為你一時痛快而導致排毒行動失敗。

主要注意的食品包括：油炸、燒烤、餅乾、罐頭等容易堆積毒素

的食物。

排毒私享食品推薦：

石榴：富含兩種最強有效的抗氧化物，多酚和花青素，是超級天然排毒水果。

燕麥片：大量可溶性纖維，可降低膽固醇。

蘋果：含有大量果膠，在腸道分解出乙酸，有利於體內膽固醇代謝。

地瓜：胡蘿蔔素含量高，天然鹼性食物，具有潤腸消毒保持人體酸鹼平衡的功效。

胡蘿蔔：胡蘿蔔對改善便秘很有幫助，也富含 β-胡蘿蔔素，可中和毒素。新鮮的胡蘿蔔排毒效果比較好，因為它能清熱解毒，潤腸通便，打成汁再加上蜂蜜、檸檬汁，既好喝又解渴，也有利排毒。

木耳：被譽為「素中之葷」。木耳中所含的一種植物膠質，有較強的吸附力，可將殘留在人體消化系統的灰塵雜質集中吸附，再排出體外，有排毒清胃的作用。

3.規律生活

肌膚排毒不僅僅包括皮膚護理和飲食，還應該成為一種重要的生活方式，最好能通過適量運動、充足睡眠以及釋放情緒來排毒，讓肌膚獲得平衡和活力。

壓力是一種精神毒素，因為壓力使我們的腎上腺激素增加，產生興奮感和緊張感。學會調整自己的心態，讓自己放鬆，比如按時休息，睡眠充足，做瑜伽、SPA、按摩，與他人分享生活趣事等，都有助排解精神毒素。

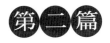

第二篇

更懂養顏經，更美女人心

　　陽光溫熱流淌，歲月如水靜好，愛情還沒有來，我們怎敢老去？

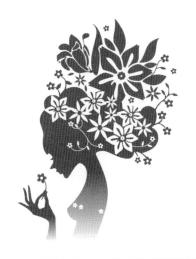

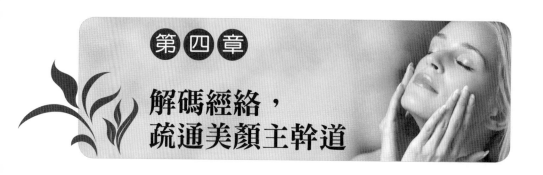

第四章

解碼經絡，
疏通美顏主幹道

經通絡暢，容顏美麗高速路

《靈樞 經脈》篇說：「經脈者，所以能決生死，處百病，調虛實，不可不通。」經絡就是我們人體中的各個幹道，既有運輸力超常的高速公路，也有跋涉難走的鄉間羊腸，一個地區經濟是否發達就要看它的道路是否暢通，一個人的身體是否健康，則要看他的經絡是否暢通。

《黃帝內經》中帝曰：「余聞上古聖人，論理人形，列別臟腑，端絡經脈門，會通六合，各從其經，氣穴所發，各有處名，溪谷屬骨，皆有所起，分部逆從，各有條理，四時陰陽，盡有經紀，外內之應，皆有表裡，其信然乎？」

解釋成白話就是，黃帝說：我聽說遠古時代對醫學有很高修養的人，他們研究人體的形態，辨別臟腑的位置；審察經脈的聯繫，把十二經脈分為陰陽表裡相合的六對，並分辨各條經脈的走行路線；各

條經脈上的穴位，都有一定的名稱和部位；肌肉與骨骼相連接，也都有它們的起止部位；經絡系統中的皮部和浮絡，雖然有上下左右不同，但都條理分明；四時陰陽的變化，有它一定的規律；外界環境與人體內部的臟腑經絡，相互對應，也都有表裡相合的關係。

那麼，如何才能知道我們的經絡是否暢通呢？在這裡，我們介紹幾種簡單的自我檢查小方法。

捏身體的肉時感覺疼痛感

「大道至簡」這句話我們應該都明白，所以檢查經絡是否暢通的最簡單方法就是捏肉，通則不痛嘛。在這裡，我們尤其要捏的是胳膊外側的三焦和小腸經的位置，或者大腿上的肉，這樣我們就可以很快速地檢測出經絡的大體狀況。

握緊手腕法

長久被堵塞的管道一旦疏通的時候，水流一定是暢通無阻，同理，我們可以用這個方法去簡易地檢測自己的經絡是否暢通。方法就是盡可能使勁地用一隻手握住另一隻手的手腕，當過一分鐘左右的時候，你會看到被握住手腕的手掌逐漸從紅色，變成了白色，而當你突然鬆開的時候，你會感覺一股熱流一直衝到了手指尖，同時手掌也會從白色，變成紅色，這種現象就稱為過血。說明你的經絡是通的。

很多女孩子都有手腳冰涼的現象，民間竟然還流傳著這樣一句話「手涼有人疼」。這句話說得簡直讓人鬱悶之極，我看還是我們女人自己疼自己吧。

如果你的手腳冰涼，那就說明你的氣血虧得很厲害，無法達到你

的肢體末端。那怎樣知道你的下肢是否能過血呢？那就讓別人幫忙，壓住你的股動脈，然後大約一分鐘的時間，猛地鬆開手，看看你的血能否衝到腳趾尖？最好的情況是能衝到腳趾尖，而且過血的感覺是呈圓桶狀，前後腿一起過。很多人都過不了膝蓋，只要出現這種情況，就說明你的經絡真的出現了問題。

要找到我們股動脈的方法非常簡單，平躺在床上，用手指稍微用力按壓你的腹股溝的位置，你應該能感覺到有一個地方會有跳動的感覺，就像你摸手上的脈搏一樣。這裡就是你的股動脈。

肚子的經絡

肚子占我們人體很大的一部分，在這裡集中了人體的很多經絡，所以說，肚子上的學問可不小，第一，手捏著不痛。其次是，肚子要癟。意思就是平躺在床上的時候，能稍微顯出肋骨，這樣的肚子才是健康的肚子。如果上述幾點你都符合了，那麼恭喜你，說明你的美顏高速路暢通無阻。

下面我們來介紹兩個經絡中的小穴位按摩法，有助你更進一步認識經絡和穴位。

穴位：經渠穴

這個穴位屬於手太陰肺經上的穴位，它是五腧穴中的經穴，是肺經經水流經的管道。經，就是動而不居的意思，因為肺經的經水從這裡經過，動而不居，所以被稱為經穴。從五行（金、木、水、土、火）上來說，這個穴位屬金。據《甲乙經》記載，此穴位「不可灸，灸之傷人神明」，意思就是說這個穴位不能用針灸，否則會損傷神明；《資生經》中云：「治足心痛」，也就是說它能醫治腳心的疼

痛。這些都說明了這個穴位的作用和特點。經常按摩這處穴位，有宣肺利咽、降逆平喘的作用，現代臨床中醫學經常利用它來治療各種呼吸系統的疾病。

命名：經渠，經過、路徑的意思。渠，指水流的道路。經渠穴，顧名思義，它的意思就是「肺經的經水流過的管道」。因為它位於列缺穴的下面，列缺穴外溢的水在此處回流肺經，所以名為「經渠穴」。

部位：位於前臂掌側，腕橫紋上一寸，橈動脈外側處，正當橈側腕屈肌腱外側。

主治：

1.按摩這個穴位，對咳嗽、喉痺（慢性咽喉炎）、咽喉腫痛具有良好的治療效果。

2.按摩這個穴位，對於胸痛、手腕痛也有一定的治療效果。

3.長期固定按摩這處穴位，對神經系統的疾病也具有一定的療效，如膈肌痙攣、食道痙攣、橈神經痛或麻痺等。

4.現代中醫常用它來治療呼吸系統的疾病，如氣管炎、支氣管炎、哮喘、肺炎、扁桃體炎、肺部發熱等。

5.配丘墟穴，有肅降肺氣、寬胸利氣的作用，能治療咳嗽胸滿、胸背急；配魚際穴、昆侖穴、京骨穴，有通經活絡止痛的作用，能治療背痛；配肺俞穴、尺澤穴治療咳嗽。

自我取穴按摩法：

1.伸出一手，掌心向上，用另一手給此手把脈。

2.中指指腹按壓其所在之處，稍微用力，會有輕微的酸脹感。

3.用中指指腹揉按左右兩穴，每次各1～3分鐘。

穴名：太淵穴

太淵穴屬於手太陰肺經上的腧穴。肺朝百脈，脈會太淵；肺主氣、主呼吸，氣為血之統帥，此處穴位開於寅，得氣最先，所以在人體的穴位中佔有非常重要的地位。太淵穴的形態猶如山澗深淵，而此處穴位的氣血就猶如流淌在山澗的溪水。溪水的寒熱溫涼以及其溪水的多少變化，直接影響並導致穴位局部環境的改變，而這種改變是通過從深淵中散發出來的水汽來實現的。局部環境的改變會進一步影響到更大的環境，這就是太淵穴的內在作用原理。

太淵穴對於身體虛弱、氣不足、講話有氣無力、面色蒼白、脈搏微弱，嚴重時甚至幾乎無法觸摸到脈象的「無脈症」，具有很好的改善效果。

命名：太，大並達到了極致的意思；淵，深澗、深洞的意思，此處是指穴位的形態。這個穴位的名稱來自於從類似的角度描述穴位在微觀下的形態特徵，指肺經水液在這個地方散化成為涼性水濕。因為此處穴位在手內橫紋的凹陷處，經水的流向是從地之天部流向地之地部的，就如同經水從山的頂峰流進地面深淵的底部，所以名叫太淵穴。

部位：屬於手肺經經脈上的穴道。手掌心朝上，腕橫紋的橈側，大拇指立起時，有大筋豎起，筋內側凹陷處就是這處穴位。

主治：

1.能夠治療氣不足、無脈症。

2.對流行性感冒，咳嗽、支氣管炎、氣喘、胸痛、咽喉腫痛等具有良好的療效。

3.患有失眠、腕關節及周圍軟組織疾病、肋間神經痛等病症的

人，長期按壓這處穴位，能有很好的調理保健效果。

自我取穴按摩法：

1.取穴的時候，採用正坐的姿勢，手臂前伸，手掌心朝上。太淵穴位於人體的手腕橫紋上，拇指的根部。

2.用一隻手的手掌輕輕握住另一隻手。

3.握住手臂的那隻手，大拇指彎曲，用大拇指的指腹和指甲尖垂直方向輕輕掐按，會有酸脹的感覺。

4.分別掐按左右兩手，每次掐按各1～3分鐘。

🌿 美顏穴位，身體中的神奇按鈕

按摩又名推拿，是以手或肢體的其他部位運用特定的技巧動作作用於人體體表進行治病的一種方法。而導引是自身配合呼吸進行「搖筋骨、動肢節」，自我鍛煉的一種方法。相當於現在的氣功。如《莊子 刻意篇》云：「吹響呼吸、吐故納新、熊經鳥伸、為壽而已矣。此導引之士、養形之人、彭祖壽考者之所好也。」

中醫認為人體衰老、脾胃虛弱、飲食失宜、勞逸損傷、情志不暢等因素是使肌膚失去氣血滋養而導致身體皺紋，特別是面部皺紋產生的原因。現代醫學也指出，皺紋的出現與年齡及表情肌、重力有關。皺紋是皮膚老化的結果，不可抗拒。但通過中醫中藥、針灸按摩等傳統的方法可推遲其發生並減輕其程度，乃至治癒一些影響美容的病症，如黃褐斑、雀斑、痤瘡、肥胖等。

　　按摩美容是中國傳統醫學中獨特的養生保健方法之一，早在二千多年前就已成書的《黃帝內經》中就有按摩治療多種疾病的記載。《黃帝內經》中有言：「十二經脈，三百六十五絡，其血氣皆上於面而走空竅。」這就說明我們的面部變化與經絡有著非常緊密的聯繫。那我們可以透過按摩的方法達到經絡暢通的目的。

　　按摩是刺激和滋養皮膚最積極的方法，既能使粗糙的皮膚恢復光滑柔細，又能延緩面部皺紋的出現，使已經出現的皺紋變淺、變少及防治面部色斑。下面我們來具體介紹一下面部按摩的方法。

　　第一步：先將兩手相搓至熱，迅速將雙手置於受術者顏面部，稍用力摩擦，使整個面部微熱，反復操作3～5次。

　　第二步：雙手拇指置受術者額頭正中線，施螺旋形揉動向兩側至太陽穴，爾後按壓太陽穴，反復操作3～5次。

　　第三步：順著眉毛的生長方向，用中指指腹在眼部周圍打圈按摩，再用雙手食指指腹由眉的內側向外側施推法10～15次，接著由兩眼外角向鬢角處掌推30～40次，然後分別向鼻樑及外眼角側左右移動手指，使眼眶上的皮膚跟著運動，如此反復操作數次。

　　第四步：在鼻樑兩側以雙手兩指上下摩擦5次，至鼻翼兩側時用力稍重。

　　第五步：食指、中指、無名指三指指腹，由下頜至耳垂，再由口角至耳中，最後由鼻翼至太陽穴，各做5次滑動按摩。

　　第六步：點按揉印堂、攢竹、絲竹空、魚腰、睛明、承泣、四白、瞳子髎、頰車、迎香、人中、地倉、聽宮、翳風、合谷、足三里等穴。

　　第七步：從口下正中部承漿穴起，以雙手單指沿口形按摩至口上

正中央，反復操作5～10次。

　　第八步：用雙手掌搓兩耳部5～10次，指揉耳廓1分鐘，再用雙手拇指揉捏頸肌3～5次，點按風池1分鐘，如油脂分泌旺盛加按揉上星穴，最後重複操作第一步的手法，力量稍重，以面部紅潤溫熱為度，作為結束手法。

　　運用中醫學的按摩原理，按摩經絡、腧穴和局部皮膚，宣通氣血，舒筋活絡，消腫止痛，促進血液循環，改善全身的新陳代謝，那麼接下來就讓我們打開這些隱藏在身體裡的神奇按鈕吧。

身體裡八個神奇按鈕

症狀一：整個頭部疼痛

選穴：合谷穴

　　如果你的整個頭部都一跳一跳地疼痛，那麼按摩合谷穴能幫助你。而且由於頭痛與肩部血流不暢有關，所以配合肩井穴的按摩效果會更好。

　　位置：合谷穴在手背上，手指張開的時候，拇指和食指之間褶皺靠近拇指一側，拇指軸關節手指一方。

　　要點：將拇指的指肚放在另一隻手的合谷穴上，沿著拇指的骨頭邊緣按壓，你會覺得很舒服，但又稍微覺得有點疼，沒關係，你可以再加點力氣按壓。

症狀二：後腦勺疼痛或偏頭痛

選穴：風池穴

　　風池穴能促進頭部血流通暢，進而緩解後腦勺的疼痛，對偏頭痛

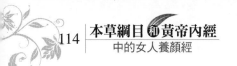

也有效。

位置：風池穴位於後腦勺下方頸窩的左右兩側，沿頸窩下緣向外大約兩個拇指的地方。

要點：用拇指向斜上方按壓，並慢慢抬頭，尋找最佳的刺激角度，然後一邊按壓一邊前後活動頭部；也可以將毛巾繞在脖子的後方，用手握住毛巾兩端，頭向後仰，也有類似的效果。

症狀三：肩部僵硬

選穴：肩井穴

久坐的時候不注意肩部運動，會導致肌肉勞損，按壓肩井穴能解決這個問題。

位置：頸部後面最突起的骨頭與肩頭連線的正中。

要點：用中指按住對側的肩井穴，並轉動與肩井穴同側的胳膊，按壓力度以感覺到「舒服的微痛」為最佳。如果在辦公室備一個小吹風機，休息時間溫暖肩部，效果會更好。

症狀四：腰痛

選穴：委中穴

一天忙下來經常是腰酸腿疼，覺得腰都彎不下去了。這時按摩委中穴對消除腰椎周圍的疼痛有很好的效果。

位置：位於膝蓋窩的正中，用手能摸到脈搏的跳動。

要點：坐在椅子上，將膝蓋彎曲，用拇指指肚按壓穴位，按壓的同時可以上下活動腳部。

症狀五：腿部浮腫

選穴：飛揚穴

長時間站、坐或步行，都會引起腿腳的疲勞和腫脹，刺激飛揚穴能夠緩解症狀。

位置：順著跟腱外側的骨頭向上摸，在小腿肌肉的邊緣就是這個穴位。

要點：稍稍將膝蓋向內傾斜會比較容易找到這個穴位，按壓的時候不要用太大的力氣，覺得舒服就可以了，也可以用筆桿來刺激這個穴位。另外上火、鼻塞、流鼻涕時刺激這個位置也會覺得舒服一些。

症狀六：痛經

選穴：血海穴

每月一次的生理痛真是非常難受，按壓血海穴能夠緩解這種小腹疼痛。

位置：坐在椅子上，將腿繃直，在膝蓋內側會出現一個凹陷的地方，在凹陷的上方有一塊隆起的肌肉，肌肉的頂端就是血海穴。

要點：兩個大拇指重疊按壓這個穴位，痛經的時候通常左腿也會一起痛，多刺激左腿。要是在腰上放一個暖水袋效果會更好。

症狀七：注意力不集中

選穴：懸顱穴

長時間伏案工作總會有注意力不夠集中的時候，按摩懸顱穴能幫助你集中注意力。

位置：從額角髮際向後5公分，再向下兩個手指寬的地方就是懸

顧穴了。

　　要點：兩手的拇指指肚用力按壓左右兩邊的穴位，按壓5秒左右放開，重複這個動作直到感覺清醒。

症狀八：緊張不安

選穴：勞宮穴

勞宮穴是調節自律神經的穴位，刺激這個穴位會緩解緊張。

　　位置：當你握拳的時候，中指和無名指與手掌接觸點的中間就是勞宮穴。

　　要點：用拇指按壓，略感疼痛為佳。

症狀九：情緒低落

選穴：足三里

　　胃動力下降，氣血就不順，於是情緒低落隨之而來。足三里是恢復胃動力、消除疲勞、振奮精神的萬能穴位。

　　位置：膝蓋下有一小塊突起的骨頭，骨頭下三個手指的地方有個骨頭和肌肉形成的凹陷，就是足三里了。

　　要點：用左右手的拇指一起按壓效果會更好，也可以用筆桿代替。

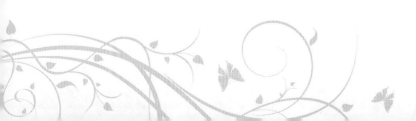

美顏經絡，自在手中

　　經絡學是闡明經絡在人體生命活動過程中的生理作用和病理變化規律的一門學說。《黃帝內經 靈樞 經別》指出：「十二經脈者，人之所以生，病之所以成，人之所以治，病之所以起，學之所始，工之所止也。」經絡是氣血運行的通道，經絡系統功能正常，則氣血通暢，身體健康。

　　手上共有六條經絡通過。手指位於人體末端，遠離心臟，是陰陽經脈氣血起始交接的部位。肺經止於拇指少商穴，大腸經起始於食指商陽穴，心包經止於中指中沖穴，三焦經起始於無名指關沖穴，心經止於小指少沖穴，小腸經起始於小指少澤穴。

　　在雙手中有十二條正經經脈的86個經穴和224個奇穴，手部的穴位與體內所有器官均有關係。手掌聯結著人體的前部器官，手背聯結著人體的後部器官。

　　由於手上經絡的循行、穴位的集中，五個手指可分別代表不同的身體系統，拇指為肺經循行部位，與呼吸系統有著密切的聯繫；食指為大腸經循行部位，聯繫著消化系統；中指為厥陰經循行部位，反映循環系統和內分泌系統的健康狀況；無名指為少陽經循行部位，反映神經系統和內分泌系統的健康狀況；小指為太陽經和少陰經循行部位，可以反映心和小腸、腎和膀胱的病變，主要聯繫著循環系統和泌尿生殖系統。另外，大魚際為太陰經循行部位，反映消化系統的病變；小魚際為少陰經循行部位，反映腎功能的強弱。

　　因此，身體內部任何一個部位有無異常，都可由經絡穴位傳遞到

手部，疾病的信號更會通過神經、血管和經絡，反映到手掌的不同部位上來。手掌上不同部位的變化，其中特異性和規律性的改變，就是望手診病的根本依據。

終始於手部的六條經絡，儘管掌紋不是按照經絡來分佈的，但手是經絡循行的集中區，必然會對掌紋有所影響。而手掌上分佈大量經穴，連接著身體各部位的器官，因而手可以反映人體的健康狀況。

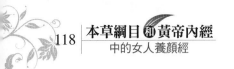 按摩，燃燒身體小宇宙

與其在美容院花大錢做一個全身SPA，不如我們自己來瞭解一下未知的身體。《黃帝內經》中就詳細介紹了全身的經絡和腧穴，其中有許多是足部的穴位，還詳細介紹了經絡、穴位與五臟六腑的關係，其中並指出：臟腑有病可以透過經絡反映到體表穴位，根據不同穴位的症狀可以推斷相關的臟腑功能出現了問題。

按摩，古稱按蹻。其歷史悠久，是中國傳統醫學中獨特的治療方法之一，按摩又稱「推拿」，是以中醫的臟腑、經絡學說為理論基礎，並結合西醫的解剖和病理診斷，而用手法作用於人體體表的特定部位以調節人體生理、病理狀況，達到理療目的的方法，從性質上來說，它是一種物理的治療方法。

從按摩的治療上，可分為保健按摩、運動按摩和醫療按摩。按摩入門簡單，不需理解高深的知識，不必使用專業的醫療器材，只要找到正確的穴位及反射區，用手部的按壓即可，抓住要訣與手法，習慣

與熟練之後很快就能掌握。不管是在家還是公車上，或是辦公室，隨時隨地都可進行自我治療及保健。

其實，按摩是自然而然出現的，當身體感到不適時，手很自然地就會去按摩不舒服的地方。如肚子痛時會去揉揉肚子，頸痛時會去按按頸部，頭疼時會去揉按頭部。久而久之，就發現了有效治療病痛的穴道和反射區。按摩穴道及反射區可促進身體氣血的運行，有利排毒，還可改善皮膚吸收營養的能力和肌肉張力，使身體不緊繃，筋骨不易受傷，有助於身體放鬆。而人的手與手指都具備了可舒緩疲倦和疼痛的能力，特別是手指，它是人類感覺器官中最發達的部位，用自己的手指給自己的身體按摩是最合適不過的了，因為自己的手指是自己身體的按摩師。

想想欲罷不能的美食，再想想明星的巴掌臉，姐妹們心中的小天平是不是開始不平衡了。最後獲勝的通常是美食的誘惑，其實這並不打緊，重要的是，當你低下頭俯視自己的肚子時，就會驚訝地發現，不知道在什麼時候，腹部已經悄然掛上了「游泳圈」。要知道，愛美可是人的天性，下面我就給姐妹們介紹一個減肥美容的小穴位。

減肥這件事說難也難，說簡單也簡單。難的是毅力，是堅持；簡單是因為並不複雜，只要你能夠每天堅持不懈地按摩滑肉門穴位，就能有減肥的顯著效果。關於這個穴位，《外台》曰：「主狂癲疾，吐舌」；《圖翼》曰：「癲狂，嘔逆，吐血，重舌舌強。」

穴名：滑肉門穴

滑，滑行的意思；肉，脾之屬，土的意思；門，出入的門戶。「滑肉門」的意思是說胃經中的脾土微粒在風氣的運化下，輸布人體

各部位。此處穴位的物質是從太乙穴傳來的強功風氣，而本穴所處的位置是脾所主的腹部，土性燥熱，在風氣的作用下脾土微粒吹刮四方。脾土微粒的運行如同滑行之狀，所以名「滑肉門」，也稱「滑肉穴」、「滑幽門穴」。

部位：屬足胃經經脈的穴道，位於人體上腹部，在肚臍上方一寸處，距前正中線2寸。

主治：

1.經常按摩滑肉門，能夠治療吐舌、舌強、重舌等病症。

2.每天堅持按摩此處穴位，對調理人體脂肪、健美減肥具有非常明顯的效果。

3.長期按壓此處穴位，對慢性胃腸病、嘔吐、胃出血、月經不調、不孕症、腸套疊、脫肛等疾病，都具有很好的調理保健效果。

4.配足三里穴，能夠治療胃痛。

自我取穴按摩法：

1.仰臥或正坐。

2.舉起雙手，掌心向下，放置在肚臍上一寸，旁開兩寸的部位。

3.用食指、中指、無名指的指腹垂直下按，因為此處肉厚，所以要稍微用些力，再向外拉，用力揉按，有酸、脹、痛的感覺。

4.早晚各按揉一次，每次按揉1～3分鐘。

注意事項：按摩此穴位的時候，姐妹們千萬不要在男朋友面前擺弄，因為揉按此處穴位時，有打嗝、放屁，以及腸胃蠕動或輕瀉等現象，雖不雅觀，但是都屬於正常反應。

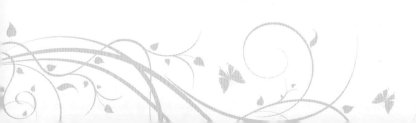

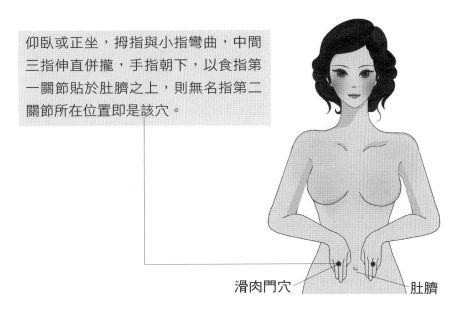

仰臥或正坐，拇指與小指彎曲，中間三指伸直併攏，手指朝下，以食指第一關節貼於肚臍之上，則無名指第二關節所在位置即是該穴。

滑肉門穴 ————— 肚臍

　　愛美之心人皆有之。中醫認為「頭為諸陽之會，面為五臟之華」，其實，我們的臉上藏有很多的「美容穴」，只要找到這些穴位並且正確按摩，就能使面部氣血流暢，我們就找到了打開美麗之門的鑰匙。

穴名：聽宮穴

部位：屬於手小腸經經脈的穴道，在耳屏正中前，張口後的凹陷處。

自我取穴按摩法：

1.正坐目視前方，口微微張開。

2.舉起雙手，手指尖朝上，手掌心向前。

3.用大拇指的指尖垂直，並且輕輕插入耳屏前面的凹陷正中處，穴位處會有刺痛感。

4.輕輕用大拇指的指尖揉按穴位。

5.左右按揉，每次大約按揉1～3分鐘，或者兩側穴位同時按揉。

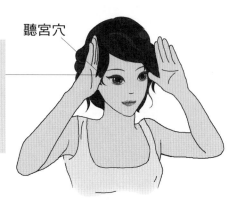

聽宮穴

正坐目視前方，口微張開。舉雙手，指尖朝上，掌心向前。將大拇指指尖置於耳屏前凹陷正中處，則拇指指尖所在的位置即是該穴。

穴名：顴髎穴

部位：屬於手小腸經經脈的穴道，位於人體面部，顴骨尖處的下緣凹處，大約與鼻翼下緣平齊，即當目眥直下，顴骨下緣凹陷處。

自我取穴按摩法：

1.正坐，目視前方，口唇稍微張開（這樣更易深入穴道）。

2.輕舉雙手，指尖朝上，掌心朝向面頰。

3.用大拇指的指尖垂直按壓穴道，按壓的時候，力道稍微由下往上輕輕揉按，更容易體會出穴位處的酸脹感。

4.左右兩側，每次各按揉大約1～3分鐘，或者兩側穴位同時按揉。

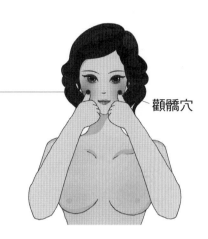

正坐，目視前方，口唇稍微張開
（更易深入穴道），輕舉雙手指
尖朝上，掌心朝向面頰，拇指指
腹放於臉頰兩側，由下向上推，
至顴骨尖處的下緣凹陷，約與鼻
翼下緣平齊處即是該穴。

顴髎穴

穴名：頰車穴

部位： 屬於足胃經經脈的穴道，位於下頜角前上方大約一橫指
處，按之凹陷處（大約在耳下一寸左右），用力咬牙時，咬肌隆起的
地方。

自我取穴按摩法：

1.正坐或者仰臥，雙手的大、小指稍
曲，中間三指伸直。

2.用中間三指按壓下巴，主要用中指指
腹壓在咬肌隆起處，有酸脹感。

3.可以同時左右揉按，也可單側揉按。

4.每次按壓1～3分鐘。

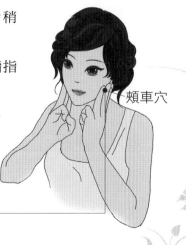

頰車穴

正坐或仰臥，輕咬牙，雙手大、小指稍
曲，中間三指伸直，中間三指放於下巴頰
部，中指指腹壓在咬肌隆起處即是該穴。

穴位：地倉穴

部位：屬於足胃經經脈的穴道，位在口角外側兩旁。

自我取穴按摩法：

1.正坐或仰臥，輕輕閉口。

2.舉起兩手，用食指指甲垂直下壓口吻兩旁的穴位，稍用力揣揉穴位，有酸痛脹麻的感覺。

3.每天按揉兩次，每次1～3分鐘。

面部穴位按揉最佳的時間段是洗浴後，這時血液循環加快，體溫上升，如果對面部穴位給予按揉，效果最好。入睡前，放鬆心情進行按揉，對皮膚彈性的恢復、消除和延緩皺紋的產生也很有幫助。

正坐或仰臥，輕閉口，舉兩手，用食指指甲垂直下壓唇角外側兩旁即是。

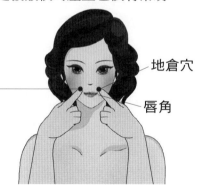

地倉穴

唇角

🌼 用經絡留住美麗秀髮

洗髮精廣告的女主角總是讓我們驚為天人。擁有如絲般亮麗順滑的頭髮是所有女人的共同願望，像廣告裡那樣雖然有點誇張，但是健康的頭髮確實是人人羨慕的對象。頭髮好自然有先天的因素，但是後

天的保養更為重要，撥開籠罩在頭髮上的香味，從功能型的洗髮精中解脫出來，看看真正能擁有一頭秀髮的方法吧。

其實用頭髮來解釋血液通暢的作用是最有說服力的例證了。我們的皮膚就像土地，裡面的氣血就像水分營養，而頭髮就是長在地上的花。如果輸送營養的通道暢通無阻，那麼頭髮自然長勢良好。我們與其天天去關注不同洗髮精的品牌效果，不如每天拿出一小部分時間來做頭皮按摩。

頭髮的好壞與身體的健康與否有著密切的關係。特別是對女性來說，擁有一頭充滿光澤的健康長髮可說是美的必要條件。頭髮乾枯分叉是健康狀態極差的有利證據，一個營養不良的孩子的最大特點就是頭髮枯黃細軟。這就是因為營養供給不足，頭髮吸收不到造成的。如果頭皮局部搔癢、掉髮嚴重或是白髮增多，就應該警惕與頭髮相關的體部位是否發生異常。

正常人的頭髮，大多顏色黑而呈現潤澤，是腎氣充盛，精血充足的表現。若是出現頭髮稀疏、髮色枯黃乾槁，多為精血不足或氣血虧損。個人的陽氣足不足，也可以從他的頭髮看出端倪。「人面獨陽，諸陽之會」，意思是說人的臉上都走陽經。頭髮靠腎精及氣血而長，腎氣盛，頭髮才會茂盛而有光澤，髮為血之餘，意即多餘的血幫助頭髮生長。我們可以從兩個方面來解釋這種現象。

內因：

一個腎氣充足的人，頭髮是非常健康的，這一點我們可以用人老之後的現象解釋，人老之後，腎氣嚴重不足，頭髮也開始變白、脫落。在這裡，我們介紹幾條經脈。

胃經是從下到上，從腳走頭的；大腸經從手到頭。這兩條經絡都

經過我們的面部。從35歲開始，人的腸胃機能就開始走下坡了，而也正是在這個時候，我們的頭髮開始掉落，這即是內在原因。

外因：

1.頭髮疏於防曬。

2.化學藥品的傷害。如洗髮精和染髮劑等，都會傷害頭髮。減少吹風整燙的傷害，每次洗完頭髮後記得使用護髮素，定期護髮。最好是洗頭髮前，請先使用護髮油，先滋潤髮絲形成一個保護膜，再洗頭。

3.工作壓力大、用腦過度、情緒過於緊張。

4.睡眠不足。針對上述的種種原因，我們一是要從日常生活習慣中養髮，二是以按摩、指壓的方法讓身體內為頭髮提供養分的經絡暢通無阻。

讓頭髮變黑的按摩法

1.頭部指壓

頭部指壓活絡整個頭部的氣血循環，疏通氣節。不但能夠活化細胞，使毛髮獲得營養，也能使頭部的任何不適獲得緩解。例如：指力勁道深入5～6公分之後，指腹力量稍微一上一下抓，指力慢慢放鬆。指力一定要完全放鬆，再重新開始按，按到不痛或疼痛減輕為止。

2.抓頭髮

抓頭髮順著頭部的角度。雙手同時抓住髮根之後，手指頭稍微出力往上提。停留4～5秒之後指力再慢慢放鬆。指力一定要完全放鬆，再重新開始抓提髮根。如果感覺有痛感，表示這個地方經絡有阻塞，

抓到不痛或疼痛減輕為止。

3.關元穴指壓法

關元穴：臍下四指。

四指貼住腹部，打開虎口，大拇指指腹施力往下壓，指力勁道深入5～6公分之後，指腹力量稍微呈「之」字形點一下，停留7～8秒之後指力慢慢放鬆。指力一定要完全放鬆，再重新開始按，按到感覺不痛或疼痛減輕為止。

瑜伽美髮法

除了經絡按摩之外，這裡還介紹一種瑜伽美髮法——頭髮烏黑大身印式。

1.雙腳腳跟放在會陰處坐好，腰挺直，肩膀放輕鬆，雙手輕鬆地放在膝蓋上。

2.重心落在骨盆，意識力集中在腰部，吸氣，用腰力帶動上半身，直到背部平行於地面，腰彎到你的極限，注意背部要平不要駝背。

3.屏息數秒，慢慢吐氣將上半身回正。從第1個動作開始做，一式做8次。

有益頭髮烏黑的食物

何首烏、黑芝麻、黑棗、黑豆、烏雞、當歸、堅果類食物、花生、紅棗、核仁、瓜子、葵花子、腰果、龍眼乾等，均是有益頭髮烏黑的食物。平時，可用何首烏加當歸燉烏雞肉，或將何首烏磨粉當茶

水喝，一周吃2～3次；也可每天交替吃黑芝麻糊或黑豆漿。其他有助頭髮光滑柔順的食物還有：

薏米：養顏駐容的「明珠」

薏米，又名薏仁、六穀米。薏米在中國栽培歷史悠久，是中國古老藥食皆佳的糧種之一。由於薏米的營養價值很高，被譽為「世界禾本科植物之王」；在歐洲，它被稱為「生命健康之禾」；在日本最近又被列為防癌食品，因此身價倍增。薏米具有容易消化吸收的特點，不論用於滋補還是用於醫療，作用都很好。它具有營養頭髮、防止脫髮，並使頭髮光滑柔軟的作用。

海帶：上等的烏髮食品

海帶又名昆布，也稱江白菜，是一種可供食用和工業用的大型海洋藻類，屬褐藻門，海帶科，藻體褐色，呈扁平帶狀。海帶味鹹性寒，有軟堅補血、潤腸通便、營養頭髮的作用。海帶是一種既可食用又具有工業價值的大型藻類，其含有豐富的碘、維生素、礦物質、碳水化合物、蛋白質、脂肪酸等各種營養成分和生理活性成分約60種，是天然的綠色保健食品，素有「天然微量元素寶庫」之稱。

海帶中的碘極為豐富，此元素為人體內合成甲狀腺素的主要原料，而頭髮的光澤就是由於體內甲狀腺素發揮作用而形成的。「頭髮質素」和所含有的角質成分，要從含硫的蛋白質中吸取，而蛋白質又是使頭髮產生光澤的重要物質。

海帶中除含有碘、鈣、硫之外，還含有鐵、鈉、鎂、鉀、鈷、磷、甘露醇和維生素等多種物質，這些營養物對美髮皆大有好處。因此，常吃海帶，對頭髮的生長、潤澤、烏黑、光亮都具有特殊的功效。

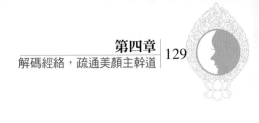

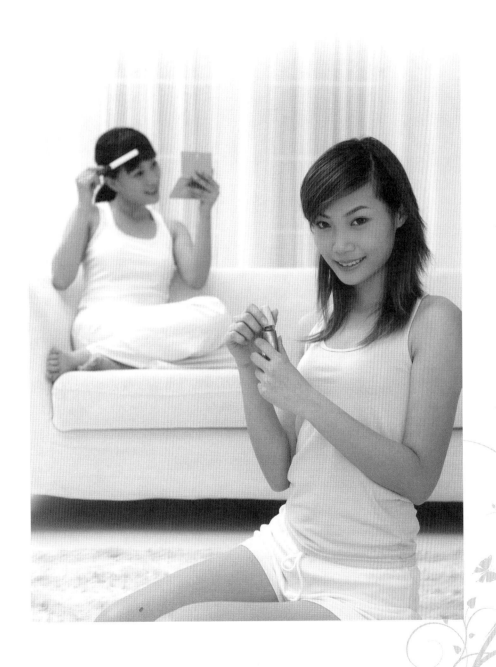

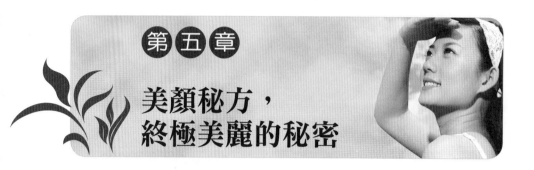

第五章

美顏秘方，終極美麗的秘密

美顏「粥」到，美麗就到

　　基於現在快節奏的生活，身邊的姐妹們總是在尋找最簡單、最省時、最有效的美容方法。其實，我們缺少的並不是時間，而是一種緩和的心境。十個女人有九個是把美容放在嘴邊的，所以說美容是女人的生命，實不為過。俗語說「只有懶女人，沒有醜女人」，只要你想，擁有美麗並不難。愛美的我們，別再坐等時光逝去，趕緊享用自己的美容盛宴，感受別人目光聚焦的感覺吧。

　　食粥之道就是養生之道。小小一碗粥，其中卻可千變萬化，自古至今，由南到北，熬粥不僅成為一種文化，而且也成了一種美容法寶。粥，古時稱糜、饘、酏等，古人寫作鬻。一年四季，在膳食中有粥，不僅可以調劑胃口，增進食欲，而且可補充身體失去的水分。所以自古認為喝粥可以治病，並能使人延年益壽。從漢代起就有關於粥的記載。以下介紹幾款簡單易製的美容粥品：

荔枝粥

「一騎紅塵妃子笑，無人知是荔枝來。」「荔枝粥」又被人稱作「美人粥」，這粥的學問自在字中。

《本草綱目》中說到荔枝是「性平無毒，發小兒痘瘡」。認為荔枝性味甘、酸、溫，入脾、心、肝經，有健脾益氣，養肝補血，理氣止痛，養心安神的功效。《玉楸藥解》中也說到：「暖補脾精，溫滋肝血。」煮粥服食，健脾養肝，養心補血，對心脾兩虛，失眠多夢，食欲不振者也多有療效。

食材：荔枝肉10g，大米100g，白糖少許。

製作方法：將荔枝去殼取肉，與大米同放鍋中，加清水適量煮粥，待熟時調入白糖，再沸煮一、二分鐘即成，每日1劑。

功效：健脾益氣，養肝補血，理氣止痛，養心安神。

糯米粥

《本草綱目》認為糯米本方有益氣斂汗的作用。言其：「暖脾胃，止虛寒瀉痢，縮小便，收自汗，發痘瘡。」《名醫別錄》中也說到：「溫中，令人多熱，大便堅。」本品補益脾肺，固表止汗療效甚佳。《飲食辨錄》更是提到：「糯米粥，功專補肺，治肺虛熱咳，唯其補肺，故又能固表，肺主皮毛也。肺虛表熱，漏汗不止，最宜。」

食材：糯米100g，白砂糖適量。

製作方法：將糯米淘淨，放入鍋中，加清水適量，煮為稀粥服食，每日1～2劑，喜好甜食者，可加白糖適量同煮服食。

功效：補中益氣，固表止汗。

適用症狀：適用於脾胃虛虛，食欲不振，便溏久泄，以及氣虛

不固，久汗不止等。

胡桃粥

食材：胡桃肉20g、粳米100g。

製作方法：取胡桃仁洗淨、搗碎，放入鍋中，同米煮粥，大火煮沸，轉用文火熬煮至熟即成。

功效：有補腎、益肺、潤腸的功用。

大棗粥

中醫認為面色與脾相關，如青春痘、粉刺是由於脾濕熱。面黃無光澤是脾虛氣血不能暢通至面部的原因。

食材：粳米60g、大棗10枚。

製作方法：將大棗加入粳米中，煮至粥爛棗熟即可。

功效：大棗中含有豐富的維生素E，常吃大棗粥，可使人面色紅潤，神采煥發。

沙參粥

沙參，又名北條參、北沙參、南沙參，為傘形科多年生草本植物珊瑚菜的根。中醫認為：沙參性味甘而微寒，入肺、胃經，有養陰潤肺，益胃生津之功，本品性寒能清，味甘能補，歸入肺經，既能清肺胃之熱，又能養肺胃之陰，煮粥服食，對肺胃陰虛所致的各種病症有良好的治療作用。

食材：沙參15g，大米100g，白糖適量。

製作方法：將沙參洗淨，放入鍋中，加清水適量，水煎取汁，

加大米煮粥，待熟時調入白糖，再煮至沸騰。

功效：清養肺陰，養胃生津。

梨汁粥

中醫認為梨性味甘、微酸、涼，歸肺、胃經，有潤肺消痰，清熱生津之功，適用於熱咳或燥咳、熱病津傷、或酒後煩渴、消渴等。《新修本草》中記載梨子的功效是：「主熱嗽，止渴。」《本草綱目》中說到：「潤肺涼心，消痰降火，解瘡毒，酒毒。」

食材：鮮梨2個，大米100g，白糖適量。

製作方法：將梨洗淨，去皮、核，榨汁備用；將梨皮、梨渣、梨核水煎取汁，加大米煮粥，待熟時調入梨汁、白砂糖，再沸煮一、二分鐘服食，每日1劑。

功效：潤肺化痰，清熱生津。

28天小規律，掌握女人美麗晴雨表

在荷爾蒙的影響下，女性的身體狀況每天都會發生著巨大的變化。女人的28天，其實就是我們自己的一個美顏循環。只要我們稍加注意就會發現，女人的28天是被分成月經期、卵泡期、排卵期和黃體期四個板塊。不同的階段，體內的荷爾蒙都在發生著不同的變化。

第一階段：例假期，第1～7天

心情主題：荷爾蒙水準較低，就容易情緒低落。這個時期女性

荷爾蒙和大豆黃酮素大量流失，我們照鏡子時會發現皮膚比平時差好
多，下巴等敏感地帶也冒出了小痘痘，毛孔變大。

第二階段：卵泡期，第8～14天

心情主題：卵巢雌激素的產生會日益恢復，心情大好。

雌激素是刺激子宮內膜滋生的基礎，它逐漸修復月經期剝脫了表
層的內膜，並促使它重新增厚，使血管日益豐富和飽含血液。如果在
一個月中有一段時間你的狀態良好，那麼就是這個時候了，你不妨把
挑戰性的工作安排在這個時期來完成，也許就能給自己和他人帶來驚
喜。此時我們正好從例假的陰影中走出來，心境變得平和，情緒中的
「快樂因數」也正在逐漸增多，皮膚柔嫩、光滑。

第三階段：排卵期，第15～22天

心情主題：平緩。這個時期是大豆黃酮素慢慢增加的時期，而這
個時期在護膚方面要特別注意的就是防曬。平時防曬功課做五分，這
個階段要做足十分才可以。而且要勤做美白面膜，以幫助因為增加黃
酮素而從體內慢慢浮上肌膚表皮的黑色素分解。

第四階段：準備期，第23～30天

心情主題：這個時期是女人最不穩定的時期，在吃東西上一定要
特別講究，要多補充營養，因為在下一周，我們將要失去大量的荷爾
蒙，所以要為大量荷爾蒙流失做準備。可以喝大量豆漿、玫瑰花茶，
以及一些能幫助清除體內垃圾的飲料，比如富含益生菌的優酪乳和排
毒的蜂蜜、金銀花、菊花等。

這周堅決不能吃生冷的食物，有些女孩子會有痛經的現象，大家
都以為在生理期沒吃生冷食物為什麼還會痛經，原因就在於這個時期
才是關鍵所在。

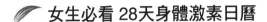 女生必看 28天身體激素日曆

對於女人來說，28天就是一個月。這個計算方式是我們女人獨有的，只有女性獨享的，看看激素的神奇力量吧。

第1天：小心偏頭痛

隨著月經的開始，偏頭痛的折磨也由此開始。通常女性的神經在此時都變得十分敏感，在感覺頭疼欲來的時候，就應獨自在幽暗而安靜的臥室內靜臥，這樣能減緩偏頭痛的發作症狀。

第2天：睡得像個孩子

月經的第二天，下身的血流最為暢通，這可是一個治療「念珠菌性陰道炎」的好時機，因為這時用藥最有效。另外，此時人體所生產的褪黑激素比以往任何時候都多，你會在這一天安然進入夢鄉。

第3天：巧補維生素

這一天，你應該特別注重飲食營養，多吃含維生素豐富的食品。此外，還可服用一些維生素的補充劑，對預防感冒會有事半功倍的作用。

第4天：減肥最當時

此時，你的身體正在努力排除經前由於激素水準過高而引起的積水，這時你會欣喜地發現，沒有刻意減肥，體重卻略微下降。

第5天：美髮和美膚

由於雌激素水準很低，會使頭髮失去光澤、面色蒼白，這一天多關注一下你的秀髮吧。

第6天：排除廢料

此時新陳代謝全速運行，是排除體內廢料和有害物質的最理想時

機。因此你每天至少要飲兩公升水。

第7天：飲出健康

月經將近結束的時候，對血管和心臟具有保護作用的雌激素水準慢慢開始上升。每天臨睡前喝上一小杯紅葡萄酒，會幫助雌激素更好地保護心血管。

第8天：補養神經

此時最容易出現神經過敏和情緒的波動，最愜意也是最有效的方法就是讓自己做一個舒緩神經的水療。

第9天：狀態特別好

雌激素水準繼續上升，你會發現此時此刻你的頭髮和肌膚的狀態特別好。

第10天：看牙醫的日子

隨著免疫系統的運作越來越好，幾乎沒有感染的可能，而且與此同時怕痛的感覺明顯減少。這一天是看牙醫和治療牙病的最佳日期。

第11天：身心狀態高峰

現在正是28天中感覺最好的時候，肌膚狀況良好、身心平衡、情緒格外好，理解力也特別強。現在是你挑戰工作難度的最佳時期。

第12天：甜蜜日

今天就和親愛的盡情甜蜜吧，因為今天你的排卵期日益臨近，所以身體也開始蠢蠢欲動了。

第13天：安全第一

千萬別只沉浸在昨天的甜蜜之中，今天必須要採取避孕措施了。

第14天：聞香識人

現在你的嗅覺特別靈敏，那麼趕緊和死黨去狂掃香水吧。

第15天：抑制食欲

排卵後胃口大開是完全正常的現象，身體儲存能量，為可能的受孕做好準備。最好的對策是多吃水果和喝茶，它們都能幫助抑制食欲。

第16天：脂肪燃燒最快

排卵後，假若受孕不成功，身體開始為下一次的行經期慢慢做準備。雌激素水準猛烈下降，這些變化，會促進脂肪燃燒，所以如果你現在多吃水果和多運動，就能多減掉幾斤體重。

第17天：預防水腫

從今天開始，身體的輕快感覺會越來越少，減肥的成果也開始消失，這都是因為在身體中有很多積水產生。預防的方法有很多，如在烹調中少用鹽、多喝一些薏米仁水。

第18天：促進腸蠕動

這一天，腸道容易產生惰性，因而導致便秘。為預防起見，應多吃能促進腸蠕動的高纖維食物，如馬鈴薯、豆類、核桃、綠葉蔬菜等。

第19天：不宜看牙病

現在的身體變得十分敏感，包括口腔，這可能是孕酮所引起的。刷牙太猛會引起牙齦病，這時不宜去看牙醫。

第20天：草藥營造好情緒

許多女性在此時會感到做事沒動力，懶散加重。倘若此時的你很容易神經敏感和易激動，金絲桃茶能使你快速恢復冷靜沉著的心態。

第21天：小心痘痘

皮脂腺全速運行，因而會讓你的痘痘如雨後春筍般迅猛生長。

第22天：增添能量

由於激素的作用，身體的代謝功能在此時很強，能充分利用身體

中的養分，使你的身體獲得更為充足的能量。

第23天：享受陽光

盡可能多去享受日光的照射，並經常去空氣新鮮的地方活動，會使你的精神放鬆，而且對於心態的平衡也很有幫助。

第24天：補充維生素B6

月經前的痛苦日益臨近，許多女性感到胸部慢慢腫脹，肚子也鼓了起來，這通常是所謂經前緊張症候群。維生素B6被譽為神經維生素，能消除胸口脹痛。

第25天：回歸自我

行經前的幾天雖然工作效率不高，但敏感性卻上升。由於對工作付諸行動的緊迫感下降，也就能贏得時間回到自我，提高生活品質。

第26天：鬆弛再鬆弛

經前緊張症候群在此時厲害起來，甚至可能產生抑鬱、噁心、神經質或頭暈。音樂、冥想和呼吸練習有助於消除上述症狀。

第27天：肌膚愛濕潤

肌膚現在對外界影響反應敏感，極易發紅和乾燥，因此需採用更加水潤的護膚品。

第28天：菸酒害處大

在下一次月經來臨前，人體對酒精的分解能力比以往任何時候都差，酒精對細胞的攻擊力更為強烈，進而促進衰老進程；此時人體對尼古丁的對付能力也很差，因此對這兩種「嗜好」應予以特別限制。

這就是一份女性特有的日曆，從中挑出幾天看看自己在幹什麼？如果想獲得美麗力量，那麼就開始照著日曆過日子吧。

搞定「大姨媽」這個難伺候的親戚

對於女人，世界上最難相處的親戚不是刁鑽的婆婆，而是每月來一次的「大姨媽」。如果你把這個遠房親戚伺候好了，她就會按著日子來；一旦你照顧不周，那麼她就胡來、亂來。「大姨媽」來時，即使你很會調配紅糖、生薑，也經常記得媽媽說的「熱不離口，冷不沾」的嘮叨，即使是這樣，她來的時候也會讓一些女孩子痛不欲生。

《黃帝內經》中記載：「女子七歲，腎氣盛，齒更髮長。二七而天癸至，任脈通，太沖脈盛，月事以時下，故有子。」這句話的意思是說女人只有血液充盈了，才能形成血氣對人體的滋養作用，女人只要血充足，就會面色紅潤，肌膚飽滿豐盈，毛髮滋潤有光澤，精神飽滿，感覺靈敏，活動靈活。《黃帝內經》中分析的女人痛經有兩種：一種是「不通則痛」，意思就是說疼痛時因為氣血不暢而造成的；另外一種情況就是「不榮則痛」，意思是指肝腎不足，身體過於虛弱，氣血空虛而導致的痛經。

關愛按摩法

穴位：陰廉穴

此穴位名出自《針灸甲乙經》。明代汪機撰錄的《針灸問答》云：「陰廉穴在羊矢下，氣沖相去二寸，羊矢氣沖傍一寸，股內橫紋有核見」；清代劉清臣在《醫學集成》中云：「陰廉，羊矢下斜裡三分直上去氣沖二寸動脈陷中，羊矢在陰旁股內，約文縫中皮肉間，有核如羊矢相似。」《聖濟總錄》云：「陰廉二穴，在羊矢下，去氣沖

二寸動脈中，治婦人絕產，若未經生產者，可灸三壯即有子，針入八分，留七呼。」可見，這個穴位對女性月經不調、赤白帶下都有很好的療效。

部位：此穴位在人體大腿內側，當氣沖穴直下2寸，大腿根部，恥骨結節的下方，長收肌外緣。

主治：

1.經常按摩此穴位，有調經止帶、通利下焦的作用。

2.按摩這個穴位可以治療生殖系統的疾病，對月經不調、赤白帶下、陰部搔癢、陰腫、疝痛等症態，有改善、調理、醫治、保健作用。

3.長期按摩此穴位對小腹疼痛、腰腿疼痛、下肢痙攣等疾患，具有明顯療效。

4.配曲骨穴、次髎穴、三陰交穴，治療由於濕熱下注引起的月經不調、白帶多、陰門搔癢、股癬等疾病；配腎俞穴、大赫穴、命門穴、太溪穴，治療女性不孕症、男子不育症；配委中穴、次髎穴、膀胱俞穴，治療膀胱炎、膀胱結石等疾患。

自我取穴按摩：

1.正立，兩隻手叉著腿部，手掌心向著腿，四指併攏平貼在小腹部，小指剛好在腿根部，大拇指位於腿外側，無名指的指尖所在的部位就是這個穴位。

2.四指併攏，從下往上按揉，有脹、酸、疼痛的感覺。

3.兩側穴位，先左後右，每次大約按揉3～5分鐘，也可以兩側穴位同時按揉。

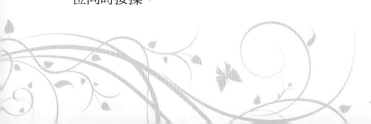

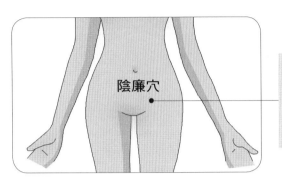

該穴位於人體的大腿內側，當氣沖穴直下2寸，大腿根部，恥骨結節的下方，長收肌的外緣。

陰廉穴

正立，雙手叉著腿部，掌心向著腿，四指併攏平貼於小腹部，小指剛好在腿根部，拇指位於腿外側，無名指指尖所在位置即是。

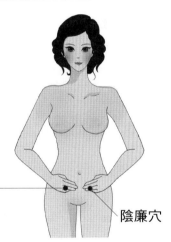

陰廉穴

經期溫馨提醒

1.**生理日記**：建議每個女人都要記錄自己的生理日記，及時觀察自己身體的變化。平時也要注意自己白帶的變化，如果量突然多起來，或者顏色發生改變了，出現異味了，就要警惕了。正常的情況是，量少，白色，乾了之後為淡黃色，無味。

2.**飲食調節**：月經初潮後的女孩子不要刻意節食或進食過多，應注意多食用一些促進紅血球生長、增強免疫力的食物，如動物肝臟、

骨頭湯、瘦肉、海帶、蝦皮、綠葉蔬菜等，適時補充體內紅血球的流失，增強造血功能。

3.**規律生活**：要養成規律的作息習慣，不熬夜、不貪睡、不吸菸飲酒和暴飲暴食、穿衣冷暖適度，晚上睡覺的時候一定要注意做好腹部的保暖工作。

4.**保持樂觀向上的精神狀態**：因為工作壓力、就業競爭往往會帶來憂鬱、焦慮、緊張的情緒，這些不良情緒會刺激下丘腦的反射中樞，進一步加重月經不調。經期應與平常一樣保持心情愉快，防止情緒波動，遇事不要激動，保持穩定情緒極為重要。如情緒激動、抑鬱、憤怒易使氣滯，進而導致月經後期痛經閉經等。

5.**禁止飲濃茶**：經期應適當多飲白開水，不宜飲濃茶，因為濃茶含咖啡因較高，刺激神經和心血管容易導致痛經、經期延長或出血過多，若與茶中的鞣酸腸道與食物中的鐵結合會發生沉澱，影響鐵質吸收引起貧血，此外經期最好不飲酒、吸菸、吃刺激性強的食物。

🌿 女人身體的治水之道

《本草綱目》中說：「藥補不如食補，食補不如水補。」所以說，水補才是美顏的最高境界。那麼，就讓我們瞭解一下女人身體的治水之道吧。

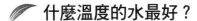

什麼溫度的水最好？

冰水、熱水、白開水……不同的水有不同的溫度，那麼我們的身體到底喜歡哪個溫度呢？有的人喜歡早上起床之後拉開冰箱門，痛快灌一頓冰水，以為這樣既能解渴又能醒神。其實，這種做法是非常錯誤的，因為這個時候胃腸都已經排空，過冷或過燙的水都會刺激腸胃，引起腸胃不適。

早晨的飲水應該以與室溫相同的水為佳，如果是冬天就可以喝一杯溫開水，煮沸之後冷卻到20～25℃的白開水，具有特異的生物活性，它比較容易穿過細胞膜，並能促進新陳代謝，增強人體的免疫功能。凡是習慣喝溫、涼開水的人，體內去氧酶的活性較高，新陳代謝狀態較好，肌肉組織中的乳酸積累減少，不易感到疲勞。在晚上晾開水時一定要加蓋，因為開水在空氣中暴露太久會失去活性。

每天要喝多少水？

一個健康的人每天至少要喝7～8杯水，大約是2.5公升，當你剛剛運動完或者是天氣炎熱的話，飲水量就要相對增多。清晨起床時是一天身體補充水分的關鍵時刻，此時喝300cc的水最佳。對於人體而言，水在身體內不但是運送各種營養物質的載體，而且還直接參與人體的新陳代謝，因此充足的攝水量對人體生理功能的正常運轉非常重要。

一般而言，人每天喝水的量至少要與體內的水分消耗量相平衡。人體一天所排出的尿量約有1500cc，再加上從糞便、呼吸過程中或是從皮膚所蒸發的水分，總共消耗大約是2500cc，而人體每天能從食物

中和體內新陳代謝中補充的水分只有1000cc左右，因此正常人每天至少需要喝1500cc水，大約8杯左右。

每天8杯水，聽起來很簡單，但貴在堅持。

喝水時間表

時間	身體狀態	補充形式
上午6：30	經過一整夜的睡眠，身體開始缺水。	起床之際先喝250cc的水，可幫助腎臟及肝臟解毒。最好把早餐安排在半小時之後。
上午8：30	清晨從起床到辦公室的過程，時間總是特別緊湊，情緒也較緊張，身體無形中會出現脫水現象。	到了辦公室後，先別急著泡咖啡，給自己一杯至少250cc的水。
上午11：00	在冷氣房裡工作一段時間之後，身體又開始發出缺水信號了。	給自己一天裡的第三杯水，補充流失的水分，有助於放鬆緊張的工作情緒。
下午12：50	用完午餐半小時後，身體消化系統工作。	放下手頭的碳酸飲料，再喝一大杯水，這樣可以讓你更苗條哦。
下午3：00	身體開始疲憊。	假如喝一杯水能達到提神醒腦的作用，那就放棄咖啡吧。
下午5：30	結束了一天辛苦的工作。	在離開辦公室之前，再喝一杯水吧。
下午10：00	開始睡美容覺了。	睡前一至半小時再喝上一杯水，好了，你已經成功完成了今天的喝水任務。

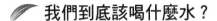

我們到底該喝什麼水？

新鮮的白開水是最佳選擇。白開水是天然狀態的水經過多層淨化處理後煮沸而來，水中的微生物已經在高溫中被殺死，而開水中的鈣、鎂元素對身體健康是很有益的。有研究顯示，含鈣、鎂等元素的硬水有預防心血管疾病的作用。

我們不僅要知道自己該喝什麼水，還要糾正幾個喝水的錯誤觀念。

錯誤觀念一：純淨水最健康

有一句話說得好，「水至清則無魚」。同樣的道理，太過純淨的水也營養全失。所有的礦物質和微量元素都被濾去，反倒未必對健康有利。長時間引用純淨水，對身體不好，雖然純淨水用起來十分方便，但是從純淨水的製造流程來看，因為它進行了多次淨化，雖然純淨，但是在過濾雜質的同時，把水中本來存在的對人體有益的礦物質也濾掉了，這樣一來，人在喝水的時候就不能像飲用自來水一樣補充人體一些必需的礦物質，長期這樣會對自己的健康不利。所以，建議你還是用最普通的辦法——燒自來水喝，雖然麻煩一些，但是經過高溫消毒的自來水，是不含有細菌的，而且還保留了對人體有用的礦物質，對身體是有好處的。

錯誤觀念二：桶裝水完全成為生活飲水

盛放桶裝水的水桶會被反覆回收再利用，時間一長，很容易造成真菌感染。那些不正規的生產廠商的產品，衛生狀況更加難以保證；而飲水機中的開水由於反覆煮沸、保溫，容易造成礦物質沉積，也影

響健康。而對於桶裝水有以下幾點注意事項：

1.**要注意飲水機的品質**：選購的飲水機應通過衛生部門檢驗，並取得衛生行政部門發放的衛生許可證。

2.**要注意桶裝水衛生品質**：要購買食品衛生許可證和檢驗合格證齊全的桶裝水。此外，還可以從觀感上加以區別，優質純淨水水體潔淨，無色透明，無懸浮物和沉澱物，不黏稠，無異味。

3.**要注意保持飲水機清潔**：飲水機長期使用而不注意清洗消毒，飲水機的儲水膽、水道、出水口就會沉積污垢，造成桶裝水二次污染。建議大家定期清洗消毒飲水機，一般以夏季三個月一次、冬季半年一次為宜。

錯誤觀念三：喝機能性飲料可以全面代替水

市面上熱銷的飲料最大的賣點就是健康和營養。營養專家指出，機能飲料雖然能提供比較多的營養素，但並不全面。如果過度依賴機能飲料，忽視正常的膳食，可能引起營養不良；另外，機能飲料也不能替代水。多數機能飲料含有糖、蛋白質、礦物質等，其中糖分可以抑制攝食中樞，產生飽脹感，影響食物的消化和吸收，時間長了會造成營養不良；而多種營養素在體內留存過多，會增加各個器官的負擔，甚至影響功能。

錯誤觀念四：冰鎮水衛生無菌

許多腸道腹瀉患者發病的一個重要誘因是無節制飲用冰鎮水。喝生水拉肚子是常識，可是對於冰鎮水，許多人還存在認識誤區，不少人甚至認為冰鎮是一種很好的消毒方法。其實，在0℃～4℃的冰鎮

環境中，細菌照樣滋生，根本不能保證衛生健康。從醫學角度說，夏天，人體胃酸分泌相對較少，大量飲用冰鎮水、冰鎮啤酒會進一步稀釋胃酸，造成腸道紊亂，由此帶來眾多相關疾病。

美人保濕新理念，水潤肌膚唾手可得

《黃帝內經 靈樞》陰陽二十五人中黃帝曰：「二十五人者，刺之有約乎？」岐伯曰：「美眉者，足太陽之脈，氣血多，惡眉者，血氣少，其肥而澤者，血氣有餘，肥而不澤者，氣有餘，血不足，瘦而無澤者，氣血俱不足，審察其形氣有餘不足而調之，可以知逆順矣。」

人在健康、正常的生理狀態時，氣血津液的充盈與臟腑功能協調正常，容顏光明潤澤，皮膚細膩紅潤。人體內毒素蓄積、氣血不暢、氣血津液不能滋養皮膚，就會產生諸如痤瘡、色斑、皮膚乾燥、失去彈性等多種皮膚疾病。

大多數上班族都是全天對著空調和電腦的，皮膚中水分流失得非常厲害。在這種情況下，我們就需要隨身攜帶一個噴霧劑來解決皮膚的喝水問題。只需要直接噴在皮膚上面，然後輕輕拍打就可以了。當然，對於噴霧劑的選購，姐妹們一定要選擇不含酒精的天然噴霧。

中午經過整整一上午的工作，皮膚一定變得很乾燥，早晨精心打理的幹練妝容也變得油膩不貼皮膚了。為了保持皮膚的彈性和水分，姐妹們的午餐應該選擇一些富含膠原蛋白的食物。

每次在外用餐時，都會有人指著那盤豬蹄殷勤地對同桌的女生說：「女孩子多吃點好，能養顏美容。」所以，豬蹄裡面富含膠原蛋白是連男士都知道的事情。膠原蛋白究竟是什麼物質？它有什麼樣的美容秘密呢？

如果不說那麼難懂的話，其實我們皮膚的主要成分就是膠原蛋白。占肌膚細胞中蛋白質含量71％以上。膠原蛋白是一種高分子蛋白質，它能使肌膚充盈，保持皮膚的彈性與潤澤。它存在於人體皮膚、骨骼、牙齒、肌腱等部位。在皮膚方面，它與彈力纖維合力構成網狀支撐體，提供真皮層堅定有力的支撐。隨年齡增長和外界環境的惡劣，人體膠原蛋白含量會逐漸流失，皮膚便會失去彈性和水分。

下面我們來瞭解一下，到底哪些食物富含膠原蛋白。牛蹄筋、豬蹄、雞翅、雞皮、魚皮及軟骨中，都富含膠原蛋白，午餐的時候多吃這些食品，就可從食物中攝取保濕成分。

到了晚上，我們對自己皮膚的功課最好在十點之前進行，因為我們的皮膚從十一點到隔天的兩點是肌膚細胞最活躍的時段。這個時段也就是皮膚吸收外界營養的最佳階段，所以，最好是一下班我們就徹底清潔皮膚。這樣的話，憋了一天的皮膚就可以順暢呼吸了。下面我們就來介紹幾款漢方保濕面膜：

黨參當歸面膜

《本草綱目 草部》中記載：當歸，又名乾歸、歸、山蘄、白蘄、文無。

李時珍說：當歸本非芹類，因為其花葉像芹，所以得名芹名。當歸調血，為女人藥。氣味（根）苦、溫、無毒。

　　不少女性都因氣血不足而令面色蒼白無光，甚至萎黃，閒時除了可進食當歸補一補，還可以當歸配合黨參製成面膜。黨參具有補益肺氣和生津養血的功效，而當歸則有補血生肌的效果，兩者配合便能改善氣血循環，令面色紅潤富光澤。此外，淮山富健脾去濕的特性，更有助減退黑色素，並改善皮膚的粒粒小疹，若加入石膏，更有消炎、美白和消瘡的作用，肌膚自然白裡透紅。

　　材料：黨參五錢、當歸五錢、石膏一兩、淮山一兩。

　　做法：清水6碗加材料煲45分鐘，隔渣取液備用。用時先以面膜紙吸取藥液，敷面15～20分鐘，再以清水洗淨即可。建議每星期使用一次。

　　功效：補氣益血，滋潤並改善暗沉膚色。

三白面膜

　　《本草綱目 草部》中記載：白芷，亦名白、芳香、澤芬、苻蘺、莞、葉名麻。

　　李時珍引用徐鍇的說法：初生根幹為芷，則白芷之義取乎此也。以其芬芳與蘭同德，故有芳香、澤芬、香白芷等稱。氣味（根）辛、溫、無毒。

　　材料：白芷、白薇、白芨，1：1的量。請中藥店磨成粉。

　　做法：半個蛋清加中藥粉（約2匙），攪拌至起泡，均勻敷在臉上。想要效果更好可以在塗好的面膜上貼張面紙或面膜紙，然後再塗一層。

　　功效：白芷具美白的功效，白薇可以去暗沉，而白芨可以有收斂的作用。

美豔不可方物，皮膚盡顯絲滑

　　想要肌膚柔嫩，最重要的便是保持肌膚充足的水分和營養，下面，就為姐妹們介紹幾種能讓肌膚柔滑細嫩的自製簡易面膜。

蘋果面膜

　　蘋果的美顏價值是非常高的。蘋果具有使皮膚細滑、滋潤、白膩的作用，還可以消除皮膚暗瘡、雀斑、黑斑等症狀。

　　製作方法：將蘋果去皮切成塊狀或直接搗成泥，然後塗於臉部，15～20分鐘後用熱毛巾洗乾淨，隔天一次，持續做20天即可達到效果。

　　在這裡，要提醒姐妹們，如果你的皮膚是乾性的話，你可以在面膜中加入一小匙的牛奶和食用油；油性皮膚的姐妹可以加一些蛋清。

檸檬面膜

　　檸檬對皮膚具有收斂作用，可以使皮膚清爽、潤滑、細嫩，長期使用還能延緩皮膚衰老。

　　製作方法：將鮮檸檬榨汁後加一杯水，再加入三大匙麵粉調成膏狀，然後敷在臉上，15～20分鐘取下，洗淨臉部。

　　如果姐妹們正趕著上班，又想

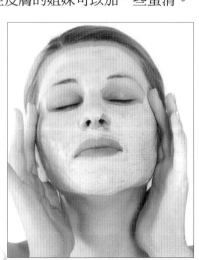

給老闆一個健康的大笑臉，那麼你可以直接將鮮檸檬切片敷於臉上15～20分鐘。

香蕉面膜

香蕉面膜可以使臉部皮膚細嫩、清爽，特別適合乾性或敏感性肌膚使用。

製作方法：將香蕉去皮搗爛成糊狀後敷面，大概15～20分鐘後洗去。

姐妹們一定要記住，所有的面膜都不可能是立竿見影的，如果效果很明顯的話，那一定是含有大量的化學成分，所以姐妹們想要皮膚美得自然，那就要長期敷面膜了。

蜂蜜番茄面膜

《本草綱目》上指出：「蜂蜜，生則性涼，故能清熱；熟則性溫，故能補中。」讀這句話是不是姐妹們有點疑惑，莫非蜂蜜還分生蜂蜜和熟蜂蜜嗎？

雖然蜂蜜沒有生、熟之分，但蜂蜜在中藥上的應用，按其用途可分為二類：生用與熟用。生用是指直接食用，多口服，如用於潤肺止咳，治療老年人病後虛弱的便秘，或用作營養滋補品，以及外用於燙傷。那麼市場上琳瑯滿目的蜂蜜品種到底各自有什麼效果呢？

蜂蜜可說是女人最好的朋友，為什麼這麼說呢？那是因為蜂蜜真的很好。蜂蜜不管是內服還是外敷效果都非常好。先來看一款自製面膜，然後再和姐妹們談論蜂蜜的好處。

製作方法：先將番茄壓爛取汁，加入適量蜂蜜和少許麵粉調成

膏狀，塗於面部保持20～30分鐘，具有使皮膚滋潤、白嫩、柔軟的作用，長期使用還具有祛斑除皺和治療皮膚痤瘡等功能。

「蜂」言「蜂」語

紫雲英蜂蜜：用於補氣補血，健脾開胃清熱解毒。

龍眼蜂蜜：用於補血益氣，精神不振，體質衰弱，其滋補功效良好。

洋槐蜂蜜：用於養顏正氣，內臟滋補，保健功能明顯。

山楂蜂蜜：用於腸胃不適，消化不良，對腸胃滋補作用良好。

益母草蜂蜜：全草入藥，多用於婦女病，調經活血，滋潤養顏。

枸杞蜂蜜：用於清肝明目，對肝臟有保護作用。

銀杏蜂蜜：用於止咳平喘，潤腸通便，對皮膚的滋潤光澤也有良好的作用。

荊條蜂蜜：有散寒清目，益於氣血不足，提神等作用。

枇杷蜂蜜：止咳潤肺效果良好，廣泛用於止咳潤肺的中成藥原料。

玫瑰蜂蜜：在眾蜜中以其護膚養顏效果最佳而聞名，是天然的養顏食品。

黨參蜂蜜：用於滋補肝臟，提神醒腦。

棗花蜂蜜：用於健脾養胃，促進血液循環，補血作用明顯。

在這裡要提醒各位，買蜂蜜要自己掌握驗證蜂蜜的方法。純正蜂蜜滴在白紙上不易滲出，而摻水的蜂蜜則會逐漸滲開。純正蜂蜜濃度高，流動慢，以一滴蜂蜜放於紙上，優質蜂蜜成珠形，不易散開，劣質蜂蜜不成珠形，容易散開。

女人的美顏聖品——豆漿

《本草綱目》中記載：「豆漿，性平味甘，利水下氣，制諸風熱，解諸毒。」豆漿是一種四季都可以飲用的天然飲料。春天喝豆漿，可以滋陰潤燥，調和我們體內的陰陽平衡；夏天喝豆漿，可以消熱防暑，生津解渴；冬天喝豆漿，可以祛寒暖胃，滋養進補。而這裡說的豆漿當然是煮熟的豆漿，因為沒有煮熟的豆漿會引起人體的中毒症狀。

豆漿，物美價廉的美容玉液

豆漿是用大豆浸泡後磨成的飲料，既可直接飲用，又能夠做成豆製品。豆漿的營養來源於大豆。大豆營養豐富，但是，只有通過充分加工，這些營養物質才能被人體吸收。比如，乾炒大豆時蛋白質消化率一般是48％，而整粒煮大豆時消化率為65％。大豆經過水泡、碾磨，做成豆漿、充分加熱之後，大豆蛋白的消化率則可以一下子提高為90％。

豆漿的營養價值越來越被世界各國人民所接受，歐洲稱它為「植物奶」，而美國豆漿的零售額已經超過了3億美元。但是大家都知道，蛋白質含量高的食品很容易變質，而豆漿一般是現做、現賣、現喝的，這使豆漿暴露在空氣中的時間很短，不提供給各種微生物充分活動的機會，因此它提供的蛋白質是最衛生的。

接下來說說豆漿的美容功效及科學依據：

1.**延緩皮膚衰老**。女性要永保青春，必須以養內而保外。豆漿具

有以內養外的美容功能。國外研究者認為，隨著年齡的增長，女性的內分泌系統逐漸失去平衡，女性要想保持靚麗容顏，就得想辦法保住逐漸減少的雌激素，當雌激素減少時，皮膚的含水量也隨之減少，皺紋就會慢慢出現，皮膚也會漸漸失去光澤和彈性。研究者發現，豆漿內含豐富的蛋白質、礦物質和維生素，還含有一種植物雌激素「黃豆苷原」，該物質可調節女性內分泌系統的平衡，每天喝上300～500cc的鮮豆漿，可以明顯改善女性心態和身體素質，延緩皮膚衰老，減少面部青春痘、暗瘡的發生，使皮膚細白光潔，潤澤富有彈性，容光煥發。所以，常喝豆漿的女性顯得更年輕。

2.鮮豆漿與減肥。營養學家認為，肥胖不是營養過剩，而是結構性營養不良造成的。由於生活條件的改善，人們過多的食用肉、蛋、奶等富含動物脂肪的產品，造成內分泌及脂肪代謝失調，人體中的中性脂肪增加，引起了脂肪的積蓄，導致肥胖。豆漿中含有的大豆皂甙對血液中的膽固醇、中性脂肪均有降低作用。

因此，減少動物產品食用量，增加天然植物食品在飲食結構中的比例，是達到健康減肥的必經之路。經常飲用鮮豆漿，可以平衡營養，調整內分泌和脂肪代謝系統，激發人體內多種酶的活性，分解多餘脂肪，增強肌肉的活力，既保證人體有足夠的營養，又能達到健康減肥的目的。

豆漿減肥法

功效：低熱量、高營養，飯前飲用可以產生飽腹感。具有調節女性內分泌、調整胃腸道狀態，抑制食欲、消除便秘等作用，因此具有美容、減肥的雙重效果。

材料：純豆漿150cc，原味優酪乳30cc，奇異果半個，代糖（可用蜂蜜、液體蘋果糖代替）適量。

做法：材料放入榨汁機攪拌均勻，放置30分鐘，使乳酸菌、大豆卵磷脂及水果中營養成分等充分混合（沒有榨汁機也沒關係，稍微麻煩點，手工加工也可以）。飯前30分鐘飲用，每日兩次。

豆漿美容粥

材料：糯米，小黃米，玉米碎粒，銀耳（泡發切小片），花生（切小顆，易煮），紅棗（去核，切小顆），豆漿。

做法：將上述材料加水熬粥，等粥透變稠時加豆漿，再煮到豆漿開即可。

這粥當早餐喝，前一天晚上睡之前把材料備好放粥鍋裡，早上起來趁洗臉刷牙之際把火打開，等擦好護膚霜後粥也熟了。這時只需加入豆漿等煮開即可。

豆漿外敷美顏

天氣乾燥時，很多人手腳乾裂，臉發皺，尤其給有雀斑、黃褐斑或化妝品過敏者帶來苦惱。遇有這種情況，每晚睡前用溫水洗淨手臉，用當天製成不超過5小時的生鮮豆漿洗手臉約5分鐘（時間長更好），自然晾著，然後用清水洗淨即可，此法能使皮膚光亮白嫩。

食用豆漿的溫馨提示

1.不宜沖入雞蛋。豆漿沖入雞蛋，雞蛋中的黏液性蛋白（雞蛋清）容易和豆漿中的胰蛋白酶結合，產生不易被人體吸收的物質，而

使豆漿失去營養價值。

2.不宜加入紅糖。因為紅糖裡的有機酸會和豆漿中的蛋白質結合，產生變性沉澱物，不僅使豆漿失去營養價值，而且對身體無益。白糖雖不會出現沉澱物，但須煮熟離火後再加糖。

3.不能和牛奶調配。有人覺得豆漿是好東西，牛奶也是好東西，那麼，把它們放在一起煮，營養不就更豐富了嗎？如果您是這麼想的話，那可就錯了。原因很簡單，因為豆漿要煮8～10分鐘才能夠煮熟，而牛奶呢，如果煮這麼長時間的話，它裡面所含有的蛋白質和各種維生素會遭到嚴重破壞，營養就會白白損失掉。

4.不宜飲用過量。飲用豆漿應該按量按頓，一般來說，成年人每天飲1～2次即可，每次250cc～350cc，兒童200cc～250cc即夠，不宜一次飲用過多，以免引起過食性蛋白質消化不良症，出現腹脹、腹瀉等不適症狀。

5.不宜與藥物同飲。因為有些藥物會破壞豆漿裡的營養成分，且豆漿裡含的鈣和鐵質又能使有些藥物降低藥效甚至失效，特別是與抗生素藥物同時飲用更為明顯。飲豆漿與服用藥的時間，應間隔半小時左右為宜。

6.不適宜胃寒者。豆漿性味偏寒而滑利，凡平時胃寒，食後有作悶、反胃、暖氣吐酸的人，脾虛易腹脹、腹瀉的人，夜尿頻以及遺精、腎虧的人，均不宜飲用豆漿，否則會加重病情或影響治療效果。

7.一定要煮熟：生豆漿裡含有皂素等有害物質，飲用後會發生噁心嘔吐、腹痛、腹瀉等中毒症狀。因此生豆漿必須先用旺火燒煮，待泡沫上湧時除去泡沫，並以文火維持煮沸5分鐘左右，使其有害物質被分解破壞，飲用就不會發生中毒症狀。

　　8.不宜空腹飲用：豆漿裡的蛋白質大部分在體內轉化為熱量時被消耗掉，不能充分產生補益作用。飲時同時吃一些糕餅、點心等澱粉類食品，能使豆漿裡的蛋白質等在澱粉的作用下與胃液較充分的發生酶解作用，充分吸收營養物質。

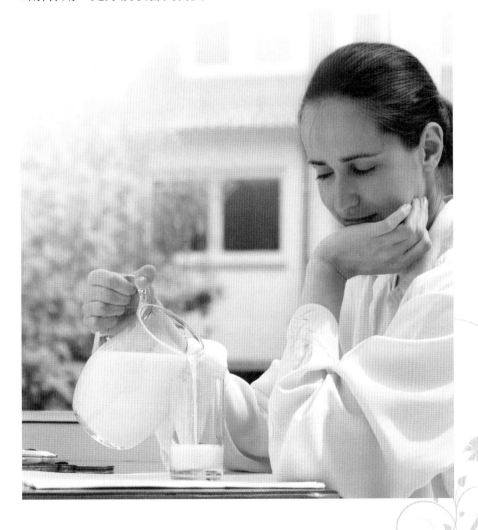

第六章

讓心情給美麗加分

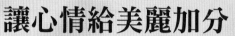

不要讓情緒壞了我們的美顏大計

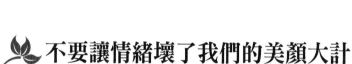

各種疾病中人類的主要殺手是什麼？有人說是癌症，有人說是傳染病……但許多醫學專家卻給出了一個令我們震驚的答案——憂鬱症！它造成的死亡率高達30％，它使全球不得不把總計約為600億美元的鉅資花費在對它的治療上。而且，這個可怕的殺手，它的眼睛總是死死地盯著每一個職業女性。

在辦公室工作8～10小時的人所承受的心理壓力比在農田耕作的農民承受的心理壓力高出1.6倍，這種心理超負荷比體力超負荷對身體的危害大得多。結果顯示，39％從事腦力勞動的被調查者有精神紊亂症狀：失眠、恐懼感、心律不齊、頭疼、肌肉酸痛、性欲下降、工作能力下降等。過度勞累和緊張會造成各種後果：逃避現實，逃避私生活。在辦公室待到半夜的原因往往是不願回家，只想工作。這種對工作的依賴性是一種心理紊亂。

健康診斷

心境低落、興趣下降、強烈的疲乏感，渾身無力不願說話不想運動，這些都是憂鬱症的早期症狀。當這些負面情緒持續兩周以上，嚴重影響學習及工作時，可懷疑為憂鬱症。

很多人對憂鬱症不陌生，但卻不是十分瞭解。憂鬱症與一般的「不高興」有著本質區別，它有明顯的特徵，綜合起來有三大主要症狀，就是情緒低落、思維遲緩和運動抑制。情緒低落就是高興不起來、總是憂愁傷感、甚至悲觀絕望；思維遲緩就是自覺思路受阻，記不住事，思考問題困難，患者覺得腦子空空、變笨了；運動抑制就是不愛活動，渾身發懶，走路緩慢，言語少等，嚴重的可能不吃不動，生活不能自理。

憂鬱症表現多種多樣，出現以上所有典型症狀的患者並不多見。很多患者只具備其中的一點或兩點，嚴重程度也因人而異。心情壓抑、焦慮、興趣喪失、精力不足、悲觀失望、自我評價過低等，都是憂鬱症的常見症狀，有時很難與一般短時間的心情不好區分開來。最簡單的方法是：如果上述的不適早晨起來嚴重，下午或晚上有部分緩解，那麼，患憂鬱症的可能性就比較大了。這就是憂鬱症所謂晝重夜輕的規律變化。

憂鬱症還會產生軀體症狀，這是最容易造成誤診的症狀。軀體症狀是相對精神症狀而言的，就是身體感到不適。憂鬱症雖說是精神疾病，但很多病人都有身體不適：如口乾、便秘、食欲減退、消化不良、心悸、氣短胸悶等。

自殺是憂鬱症最危險的症狀。社會自殺人群中可能有一半以上是憂鬱症患者。有些不明原因的自殺者可能生前已患有嚴重的憂鬱症，

只不過沒被及時發現罷了。由於自殺是在疾病發展到一定的嚴重程度時才發生的，所以及早發現疾病，及早治療，對憂鬱症的患者非常重要。

憂鬱症的診斷需要符合五個標準：伴隨多種症狀、一天中大部分時間、連續多天、至今兩周，此外還需具備以下兩點中的任何一點：情緒低落或明顯失去對任何事情的興趣和樂趣。同時，至少要有以下四種以上神經系統症狀：

1.**睡眠**：失眠或睡眠過多。

2.**興趣**：對大多數事情喪失興趣或樂趣。

3.**自罪感**：覺得自己一無所用。

4.**精力**：精力喪失或乏力。

5.**注意力**：思考能力或注意力降低，優柔寡斷。

6.**食欲**：食欲增加或減少。

7.**精神狀態**：易被激怒或行動遲緩。

8.**自殺**：想死或有自殺傾向。

健康處方

目前，社會各界對憂鬱症的重視程度非常高，對憂鬱症的研究也比較深入，因此，治療憂鬱症的手段是多種多樣的：

1.心理療法

最常見的治療方法是服用藥物的同時進行心理治療。心理療法有時也稱為談話療法，在治療輕度憂鬱症時廣泛使用。醫療服務提供者關注的是引起憂鬱症的行為、情緒及念頭，幫助患者提高自我控制力。心理療法可以與患者單獨進行，也可有家人或友人同時在場。

2.藥物療法

藥物也是用來治療憂鬱症有效的一種方法，家庭醫生或精神科醫生可能會根據你的症狀為你選擇藥物，價格及可能的副作用也必須予以考慮。

3.電痙攣療法

電痙攣療法ECT會放鬆腦中神經細胞間進行的化學物質，對嚴重憂鬱症，有自殺可能的病人及躁鬱症是最迅速有效的方法。當其他療法不起作用時，可以使用電痙攣療法試試。迷走神經刺激法可以治療嚴重憂鬱症，這種療法可以刺激迷走神經從而影響腦部控制心情的部分。將一種類似起搏器的裝置植入病人的胸部，它可以發出一種電流以刺激迷走神經使病人保持鎮靜。

4.替代性療法

對於傳統西醫不能治療的憂鬱症，可以使用替代性療法，替代性療法有一部分作為現代醫療方法已經被接受，而另外一些療法，其安全性及有效性還未得到證實。不論科學上是否承認，替代性療法在醫學領域已經佔據了一席之地。常用的替代性療法有針灸、意向引導、瑜伽、放鬆療法。單獨使用替代性療法只能對輕度憂鬱症有作用，對重度憂鬱症效果並不明顯。

5.女性荷爾蒙補充療法

女性患憂鬱症的比例比男性高，女性經前、產後、絕經後體內激素會發生變化，導致心情變化，常會引起經前症候群，經前不悅症，產後憂鬱症。這種方法可以緩解更年期症狀，如盜汗，熱潮紅。荷爾蒙補充療法本身也可能引起憂鬱症，如果你曾經患過憂鬱症，在考慮使用這種療法前應告訴你的醫生。

抗壓「心經」讓女人快樂做美人

　　儘管憂鬱症的治療手段很多，但治癒的成功率卻相對較低。因此，使自己免受憂鬱症之苦的最有效辦法還是預防。

　　以下有五個策略能幫助我們預防憂鬱症：

1.注意睡眠、飲食和運動

　　我們不可忽視那些有可能導致情緒低落的基本生理因素，如果睡眠不佳，食欲不振，聽任自己處於不良的生理狀態，就很容易出現低落情緒。失眠是低落情緒一種很普遍的後果，反過來它又能使你容易發作憂鬱症。在憂鬱症發作期間，你很難對失眠採取什麼直接的對策，因為你需要集中精力對付憂鬱症。因此，在情緒較好時，應注意睡眠。酒精與節食可能會使人處於抑鬱狀態，對此要保持警惕。運動能防止憂鬱症發作，有助於增強體力，也能較快地提高情緒，短時間地緩衝抑鬱。

2.明確價值和目標

　　如果我們陷入憂鬱的情緒，應該檢查一下自己的人生目標和價值，檢查一下自己是怎樣消磨時間的。反復出現低落情緒的一個重要原因是我們實際做的事情和我們真正看重的事情不相稱。這種不相稱本身並沒有明確表現出來，都表現為籠統的抑鬱情緒。

　　我們可以寫下自己價值和目標的個人聲明書，它能幫助我們評價目前的工作和個人生活是否符合我們的價值觀，它能幫助我們選擇最有利於擺脫抑鬱苦惱的改變方案。

3.將歡樂帶入生活

抑鬱常常導致自尊心的下降甚至自暴自棄。易感抑鬱的人往往比較善良，體貼他人，利他主義，卻往往過低評價自己，貶低自己，拒絕應得的歡樂。即使在情緒正常的時候，他們也總是覺得自己沒有資格享受歡樂，總是把別人的需要放在第一位。為了消除這種性格的負面影響，我們應該做自己喜歡的事情，無論工作怎麼忙，也必須找時間讓自己輕鬆一下，做一點能使自己高興的事情。

4.不要孤注一擲

世上沒有一帆風順的事情。每個人都會遇到工作或工作的某些方面進展不順，或夫妻關係發生矛盾，或個人愛好得不到滿足，或生活中似乎充滿各種問題。如果我們的抑鬱過程與生活中某個方面有密切的關係，就表示我們很可能是太孤注於這一擲了。

為了避免發生這種片面的依賴性，最好是讓生活盡量呈現多元化。當生活的某一個方面進展不太順利的時候，你還可以從其他的方面獲得安慰和支持。

5.建立可靠的人際關係

當發生什麼不利事件時，有一個可以完全信賴的人，無論是親戚、配偶或朋友，是防止抑鬱的最重要保證之一。

建立可靠的人際關係需要時間，需要我們的努力。建立可靠的人際關係的過程有很多步驟：

步驟1：廣交新朋友。

步驟2：建立友誼，找到與朋友的共同點。

步驟3：鞏固友誼，保持聯繫。

步驟4：保持友誼的良好運作狀態，儘量去幫助自己的朋友。

步驟5：尋求友誼的支持。當你感到抑鬱時，不要躲開朋友。

可靠的人際關係決不應該是溺愛式的關係。我們不僅需要支援，還需要有自己的空間，自己的獨立性和意志自由。你應該對關鍵性的關係進行一下檢查，有沒有「支援過度」？有沒有佔掉你太多的獨立自主時間？如果有這樣的情況，應該和對方商量，做一點改變，以尋求支持和獨立之間的最佳平衡。

貫徹實施以上五個策略，我們就能夠保護自己，預防抑鬱或防止再發生抑鬱問題。

食療百寶箱

玫瑰花佛手茶

用料：玫瑰花蕾三錢，佛手三錢。

做法：先將佛手洗淨，加水煮約三十分鐘後，去渣，以佛手汁泡玫瑰花。

用法：代茶服。

功效：疏肝解鬱，理氣寬中，對精神抑鬱，焦慮煩躁，胸脘悶不舒者很有幫助。方中玫瑰花味甘，微苦性溫，具有行氣解鬱之功效；佛手味辛、苦、性溫，具有理氣和中，疏肝解鬱，燥濕化痰之功效，它既可助玫瑰花疏肝之力，又可行氣導滯，調和脾胃。二物共用，共奏疏肝解鬱，寬中理氣之效。

二味豬腦湯

用料：豬腦1個，山藥50g，枸杞15g。

做法：上三味洗淨後同放入鍋中，加適量清水、食鹽、蔥、

薑,煨熟即成。

用法:食用。

功效:補脾腎,安神志。主治憂鬱症,情緒低落,表情淡漠,失眠頭昏,肢體困乏。

菖蒲燉豬心

用料:石菖蒲10g,豬心1個。

做法:材料洗淨後加水適量,放燉盅內隔水燉熟,加精鹽調味。

用法:飲湯食豬心。

功效:補心安神,化痰開竅。主治精神抑鬱,神情淡漠,喃喃自語,痰多苔膩。

心靈減壓操

為了免受憂鬱症的折磨,上班族應在工作時間之外多做運動。同時,還要隨時注意舒緩自己的情緒,保持心態的平和。要從心理層面上抵禦憂鬱症,可以做做下面這套心靈操:

1.**將壓力寫出來**。一旦將壓力1、2、3……地寫出來,您就會發現,只要各個擊破,其實壓力很容易緩解。

2.**統籌安排**。事情往往分為必須做、應該做和想做的。如果必須做的事沒做,就會增加內心的緊張或壓力。所以,您只要先把必須做的事完成,就會減輕壓力。

3.**適時放鬆**。每個人在工作之後都需要放鬆,如聽音樂、洗澡、看喜劇片、外出旅遊和保證充足的睡眠等。

4.**慢慢用餐**。用足夠的時間吃飯可以緩解壓力，狼吞虎嚥會增加緊張情緒。

5.**想像**。比如想像在藍天白雲下，自己坐在平坦的草地上，心中充滿安詳、寧靜、平和的感受，這樣可在短時間內緩解緊張，恢復精力。

6.**聞香氣**。香氣能抑制大腦邊緣系統的神經細胞，對舒緩神經緊張和心理壓力有明顯的效果。

7.**讀書**。當您在書的世界遨遊時，一切憂愁悲傷便會付諸腦後，煙消雲散。讀勵志書或名人傳記可以潛移默化地使一個人逐漸變得開朗豁達，不懼壓力。

8.**求助**。當您需要別人傾聽、提出建設性的意見和幫助時，儘管開口。

9.**想哭就哭**。哭能緩解壓力，讓情感抒發出來要比深埋在心裡有益得多；或者乾脆大聲呼喊出來，也是不錯的一種減壓方式。

去除壓力，讓美麗輕盈

在辦公室裡，競爭激烈，錯誤與失敗總會發生，我們身處其中，總是感覺壓力重重、不開心、鬱悶，或者覺得自己在事情中不能擔當著有用的角色……是否覺得這些症狀似曾相識或正在發生？一項以5266名上班族為對象的調查顯示，近1/4的上班族存在著心理問題，其中更有2.24％的被調查者存在著嚴重的心理健康問題。上班族的心

理健康，已經到了崩潰的邊緣。

「快節奏」是現代社會的主要特徵之一，「效率」是現代企業的一致準則，「時間就是生命」是現在人的共同呼聲。長期處在「快節奏」中的上班族，大腦的活動也就經常處於連續的、快速的狀態中。應接不暇的生活與工作使大腦得不到應有的休息和復原，精神壓力過大，心理上也往往產生緊張、沉重、不安和憂慮感。

健康診斷

時間症候群，醫學稱之為快節奏症候群，就是人們由於對時間的緊迫感而造成心理上的煩惱、緊張，生理上的活動改變所產生的病症。這種時間病甚至引起舊病復發，以致死亡。

人們對時間的緊迫感，不是由於倉促從事的實際需要所產生的，而是從暗示中領會得來的。例如，感到時間在流逝，生命快走到盡頭等。有了這種緊迫感的人，心率和呼吸等身體節律功能會超速進行，同時血壓過分升高，血液中反映身體緊張的特殊激素增加。

時間症候群的發病原因，除了上述對時間的緊迫感之外，提高時間意識也是該病發病的原因。所謂時間意識，就是對死的恐懼和感到時間即將到盡頭等。

一些研究指出，對大部分人來說，面對死亡，將產生暫時或持久的恐懼，這種恐懼必然引起典型的或是預兆性的生理反應。人體處於恐懼狀態或高度憂慮狀態時，心率加快，血壓升高，心臟耗氧量增加，但又得不到充足的氧供給，造成心臟缺氧，接著冠狀動脈受阻，結果使心臟得不到充足的血液供應，更使其缺氧嚴重。

人若患時間症候群後，整個生理系統會發生改變。例如，在休息

時心率加快，血壓升高，血中腎上腺素、胰島素和生長激素等的含量均增加。有人認為，時間症候群是影響所有生理系統的身心方面的過程。這種生理不適並不表示身體存在著某些器質性疾病，而是由於精神長期處於緊張狀態，使中樞神經和神經系統功能失調，出現類似於「神經症」之類的症狀，如神經性頭痛、神經性嘔吐、神經性厭食、女性月經不調、男性陽痿早洩等等。

神經系統功能失調還會影響人體內在的功能，這就出現醫學心理學上稱之為身心疾病的症狀，如原發性高血壓病、支氣管哮喘、消化性潰瘍、神經性多尿症、經前期緊張症候群、心因性多飲症、斑禿、偏頭痛、痛性痙攣、腫瘤等。

健康處方

目前，針對時間症候群的治療主要是心理方面。

治療點一：快節奏難免，積極從思想上迎接快節奏的到來。

治療點二：根據健康狀況及各方面能力，安排好每天的工作內容，明確什麼時候做什麼事，什麼事在什麼時候做。

治療點三：盡量在工作之外安排自由天地，恢復精神和體力。

最後，還要保持開朗的心情，不為細碎瑣事耿耿於懷，也不為忙碌而心事重重。

除心理治療之外，還可以採用生物回饋療法、自體治療和其他深度放鬆身心的技術等進行治療。氣功療法也是治療時間症候群很有效的方法。

防護指南

時間症候群的自我防治應注意以下幾點：

1.自我防治時間症候群。首先對時間要有正確的認識，社會在不斷向前發展，作為社會的主人，更應該跟著社會的脈搏，適應社會的需要，拋棄一切陳規陋習和一切落後的生活及工作方式，積極從思想上來迎接快節奏的到來，這樣，就能對快節奏所帶來的種種不適有了心理準備，預防效果也必然較好。

2.要合理安排自己的生活。現代生活雖紛繁複雜、瞬息多變，但若合理安排，對自己的身心健康也是無妨的。所謂合理，即根據自己的生活、工作、學習的實際情況，一年四季的氣候變化，自己身體的健康狀況及對工作、學習的應對能力來安排好一天、一周、一月的生活內容。知道什麼時候應該做什麼事，什麼事應該什麼時候做，不隨意變動。

當然，合理安排好自己的生活可使自己的生活忙而不亂，有條不紊，但重要的還在於使自己合理的生活成為一種習慣而加以落實。

3.要有勞有逸，勞逸結合。儘管工作時間內使人應接不暇、頭暈眼花，但工作之外還是自己的自由天地。不論體力勞動者，還是腦力勞動者，工作之外，也應該有讓精神和體力恢復的時間，每週至少應有一天這樣的休息時間。

休息時可以聽聽音樂、看看電影、散散步，切忌在休息娛樂的時間裡再增加大腦的負擔，如參加競爭性很強的娛樂、看驚險緊張的電影等，有節奏地調節勞逸，有益於身心健康。

4.要有豁達開朗的精神和樂觀無憂的情緒。平時不可為一些細碎瑣事而耿耿於懷，也不可為一時的緊張忙碌而心事重重。這樣，在進

入快節奏生活、工作、學習時，就有了消除自我緊張狀態的鬆弛術，善於從心理上作自我解脫，避免時間症候群的出現或出現後也能減輕其症狀。

如果說，「忙裡偷閒」是消除時間症候群給軀體和精神帶來不適的一種手段，那麼，「苦中作樂」就是消除時間症候群的一種自我心理解脫。

辦公室心理操

現代生活使人們面臨著激烈的競爭和由此帶來的心理壓力，不斷地提高自己的水準和能力，成了人們在競爭中得以發展的唯一前提。在重壓下，一些人可能會產生身心慵懶、頭腦空白、思維滯緩、注意力難以集中等現象。

心理學家認為，產生這種現象是心理緊張所致。現代人有必要學會使用科學的「心理操」，給困頓、脆弱的心理「鬆綁」，用來平衡心態，消除心理淤積，放鬆身心。這裡，介紹幾種「心理操」：

1.**靜思頤養操**：用一種你認為最舒適的體姿坐在高度適中的椅子上，讓家人緩緩地按摩你的肩、頸部肌肉。其間，做均勻的深呼吸，並輕微地轉動頭部。注意：此時你的注意力必須全部集中到放鬆的感覺上來，時間一般以15分鐘左右為宜。可緩解工作時注意力不能集中、思維凌亂等心理障礙。

2.**耳部按摩操**：選擇一種舒服的體姿平躺或靜坐，然後閉上雙眼，用拇指和食指夾住耳朵。拇指在後，食指在前，自耳朵上部向下部來回輕輕捏揉，約10分鐘左右。可改善記憶力減退的狀況。

3.**提腿摸膝操**：兩腳開立與肩同寬。先平抬左腿，用右手摸左

膝；再抬起右腿，換左手摸右膝，如此交叉反復練習3分鐘。然後改做平行練習，即抬左腿，以左手觸左膝；再抬右腿，以右手觸右膝，持續練習3分鐘。動作要舒緩、有韻律，眼睛保持平視，全身自然放鬆。由於大腦兩半球對軀體功能實施對側控制，即右半球控制軀體左側，左半球監管軀體右側，該練習可以促進兩半球協調工作的能力，緩解單側用腦過度而引發的身心疲勞症狀。

4.想像放鬆操：選擇舒適的姿態讓自己倚靠或平躺下來，然後閉上雙眼，努力想像自己正坐或躺在一葉泊於港灣的小舟上，小船隨著湛藍的海水泛起的輕波蕩漾著，天空中幾朵浮雲在自由地徜徉……你盡情地享用這一切。當然，也可以想像自己躺在綠茵如織的草坪上，總之，怎麼美怎麼想，練習時間每次為10分鐘。

「心理操」可以全面消除緊張的情緒，有助於提高對思維過程的自我監控能力，恢復良好的工作效率。

🌿 情緒是底片，臉色是相片

《禮記 祭義》中說：「孝子之有深愛者必有和氣，有和氣者必有愉色，有愉色者必有婉容。」這句話的本意是，孝敬父母，必須對父母和氣，臉色柔順謙和，愉快，否則就不是孝子。但也可以從另一面去理解，那就是你心底的情緒左右了你示人的容貌和風貌。

《黃帝內經》中說到：「心主神明。」那麼神明是什麼？我們如果用西方科學的語言就很難說明白，但是用中醫的語言卻很容易說清

楚。神明,廣義的說是指整個人體生命活動的外在表現,是指臟腑功能活動的表現,也就是臟腑氣血盛衰的外露現象。人們可以透過肌體的形態動靜,面部表情、色澤、語言氣息等表現出「神」來。人的精神飽滿,目光明亮,面色紅潤,語言清晰,氣息平順等,就是得神;相反,精神萎靡、目光呆癡、面色晦暗、反應遲鈍就是失神。狹義的神明則是指人的情感,思維活動,這裡牽涉到大腦以及神經系統。但是不僅僅神經系統需要血液的供給,而且如上面所討論的,情感和思維活動很可能也是受血液循環系統提供的激素調控的。簡單來說,氣血充足且平衡是神明的正確表現。

情緒與疾病

我們的情緒是性格的一個斷面,大而多的情緒會累積成一個人的性格。性格則是一個人在對人、對事的態度和行為方式上所表現出來的心理特點。

不良性格對人體健康的影響是多方面的,它會對人的大腦、內臟及其他器官產生危害。例如,抑鬱時大腦過度抑制,造成免疫功能失調,從而引起營養性功能紊亂,使人體虛弱早衰;我們應該有這樣的經驗,就是在我們發怒的時候,胃的出口處肌肉急劇收縮,導致胃腸功能紊亂,甚至造成器質性損傷。

由於醫學水準的提高,今天的人們已經不再是談癌色變了。因為癌症沒有經過治療而自行消失的大有人在,這些人都有一個共同的特點,那就是性格開朗、無憂無慮的人。而高血壓、冠心病會因患者性格急躁、情緒激動而加劇,也可能因為心境平和、情緒穩定而好轉。

胃潰瘍會由於患者性格抑鬱、焦慮而讓疼痛加重。而性格樂觀開

朗的人即使得了胃潰瘍，潰瘍面癒合也是比常人快的。性格脆弱者會因一次精神上的打擊而發生精神病；而性格堅強、凡事處之泰然者則不容易發病。

　　情緒與心血管、肌肉、呼吸、泌尿、新陳代謝、內分泌等功能都存在著密切的關係。當情緒激動達到高潮的時候就是憤怒，一個人憤怒的時候，神經系統的交感神經就會極度興奮，因而大量釋放腎上腺素而引起心跳突然加快，血壓急速升高。遇到這種情況，如果患有高血壓，就容易導致腦血管破裂，引起腦溢血，如果患有冠心病，就會引起冠狀動脈強烈收縮，引起心肌梗塞而危及生命。

　　情緒不穩定也可能引起蕁麻疹。長期的情緒不穩定，還會干擾大腦對皮膚的調節功能，因而引起皮膚陣發性劇癢，皮膚就會肥厚出現苔蘚狀變化，而發生神經性皮膚炎。

情緒養生

　　心理因素對疾病的發生、發展和轉化有著重要的作用，心理障礙可以引起生理障礙，而心理、生理都出現障礙，就形成了身心疾病。

　　學會釋放不良情緒就是心態養生，透過精神狀態的調整達到身體健康的目的。在西方，這種醫療被稱為「心理學治療法」，和中醫的情緒養生有異曲同工之妙。

　　「心理學治療法」的核心內容就是提倡不積累「感情勢能」，這句話的意思是說，一個人在心理上受到的外界刺激，一定要把情緒控制到能和你的承受力平衡。否則太多負面情緒會讓你生理代謝紊亂，免疫功能降低，就會引發或加重某些疾病的病情。

　　《黃帝內經》有「怒傷肝、喜傷心、憂傷肺、思傷脾、恐傷

腎」。中醫學認為，內傷「七情」是致病的重要因素，中醫指的七情就是喜、怒、憂、思、悲、恐、驚，如果這七種情緒過分，就會破壞人的正常氣血運行。「悲哀愁憂則心動，心動則五臟六腑皆搖」。古人的智慧早就告誡我們，任何情況下都要做到樂觀處世，平衡心態，在氣悶難受、心靈創傷太大時，不妨哭一場，或者大笑一場，不要讓情緒垃圾留在體內。

只要能做到合理宣洩自己的情緒，那麼你就會擁有好身體、美容顏、幸福的生活。

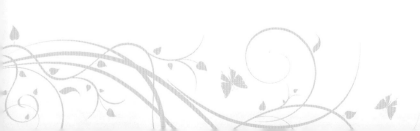

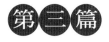

第三篇

自然尤物，愛上魅力素顏

　　真美人就是這樣，永遠佔領著優雅的絕對高地。當無數的女人高呼著自己控制了化學元素，掌握了化妝品成分的時候，卻沒看到美麗在更高的蒼穹上，露出譏笑的嘲諷面孔。

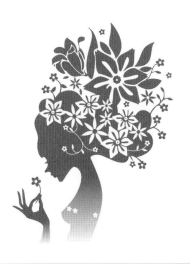

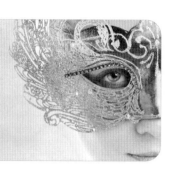

第七章

素顏能量，
真我時代新主張

王子說，請做我的素顏公主

　　王子俯下身子親吻睡美人的臉頰……這是浪漫的事情，但不浪漫的事情是王子竟然親到了一臉的粉底。「你不化妝也是美人」，這絕對是一句現代女人最喜歡聽的讚美。所以，素顏是我們保養的終極目標，但看看我們身邊的朋友，有一半的美眉不敢素顏出門，就算沒有痘痘、斑點等大問題，但是用慣了粉底的臉總接受不了自己真實蠟黃的臉色和黑眼圈。如果你不想做一個依賴化妝品一輩子的妝後美女，現在就開始自己的美顏之旅吧。

　　首先，我們得先找出問題肌膚的原因。由中醫的觀點來看，人的身體是由「氣」、「血」、「水」三個要素組成的，如果內臟出現任何問題，大部分都是氣、血、水無法正常代謝毒素導致。那麼趕快給自己的身體做個小測試吧。

自測一：要氣質不要「氣滯」

1.總覺得喉嚨有東西卡著。

2.比較怕冷、覺得頭暈。

3.失眠、常睡到一半清醒。

4.腹脹、常打嗝或放屁。

5.失眠、黎明時就會清醒。

診斷：氣流在你體內並不流通，可能會伴隨有體內淤血的現象，請快調整你的作息和呼吸，才能變身氧氣美人。

自測二：你是否有「血淤」現象

1.眼圈呈現青紫色。

2.容易淤青或長出黑斑。

3.腳上出現靜脈滯點。

4.舌頭有青紫色斑點。

5.突然出現生理痛、經血量變多。

診斷：血液在你體內流動太慢，傷口不容易好或容易長斑，可能都是這個原因。請快透過運動或半身浴促進血行暢通。

以下要推薦一個穴位，長按這個穴位能改善女人「血瘀」現象。

穴位：少商穴

《千金方》曰：「主耳前痛」；《銅人》曰：「忽腮頷腫大如升，喉中閉塞」；《圖翼》云：「泄諸髒之熱，項腫，雀目不明，中風。」

命名：少，陰中生陽的意思。中國古代的五音六律，分宮商角徵

羽。在中醫上，「商」屬肺經之根，所以稱少商。

部位：屬於手肺經經脈上的穴道，在拇指的橈側，距離指甲角約一分處。

主治：

1.遇到流行性感冒、腮腺炎、扁桃腺炎，都可以用「少商穴」來調治。

2.可以開竅通鬱。據古籍中記載：對於治療食滯吐瀉、唇焦具有良好的功效，能夠散邪清熱。

3.在昏厥、癲狂、拇指痙攣時，按壓少商穴可以使症狀得到舒緩，並且能夠收縮腦部的血管，活化淤積的氣血。

4.現代臨床醫學利用此處穴位治療一些呼吸系統疾病，如支氣管、肺炎、咯血等。

5.對於神經系統的疾病，如休克、精神分裂症、癔病、失眠都具有療效。

6.能治療一些消化系統疾病，如食道狹窄、黃疸。

7.能治療齒齦出血、舌下腫瘤、口頰炎等五官科系統疾病。

自我取穴按摩法：

1.將大拇指伸出。

2.用一隻手的食指和中指輕輕握住此大拇指。

3.另一手大拇指彎曲，用指甲的甲尖垂直掐按，有刺痛感。

4.依次掐按左右兩手，每次各1～3分鐘。

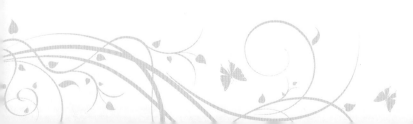

將大拇指伸出，以另一手食指、中指兩指輕握，再將另手大拇指彎曲，以指甲甲尖垂直掐按拇指甲角邊緣即是。

少商穴

自測三：你體內是否缺水

1.口乾舌燥、出現口臭。

2.眼睛凹陷，眼下顏色較深。

3.尿液顏色變深。

4.體溫升降變化快。

5.最近常中暑。

診斷：你的水分攝取量不夠！老舊廢物排不出去，會間接造成許多肌膚問題，請慢慢增加水分攝取量，並適時幫肌膚補充水分。

中醫認為穴道就是「氣流通道」，只要持續刺激和臉有關的穴道，就能改善氣滯造成的肌膚問題，但每個人穴道的位置都不太一樣，最好的方式就是仔細按壓穴道周圍，如果按下去覺得特別痛或特別舒服，那就對了！按壓時一定要用指腹分散壓力，才不會讓皮膚受傷喔。

深呼吸是隨時隨地變美的秘密。國外研究早就發現，氣長的人代謝率較高，皮膚也比一般人更好。氣的長短可以由呼吸方式訓練，先用鼻子吸氣，感受到腹部充滿空氣後默數5秒，再從嘴巴緩緩吐出，吐納的時間可慢慢增長，只要習慣以後，每口呼吸都是你變美的能量！

秒殺化妝品的美顏食物TOP 5

「面具」or「真我」，出門之前的行頭你更愛哪一個？當然是真正的素顏出鏡，但前提當然是你的素顏無懈可擊。既然是這樣，那麼女人的真美就絕對不是化妝化出來的，而是吃出來的。有人說：「柔嫩的皮膚勝過最美麗的衣裳」，這句話是非常有道理的。但我說的「吃」，是有節制的吃，有準備的吃，有選擇的吃，不是胡亂吃。下面我們就來瞭解五種能讓化妝品都黯然失色的食物吧。

1.黑豆

別名「烏豆」、「黑大豆」，味甘性平，入脾經、腎經。營養成分包含蛋白質、糖類、膳食纖維、鈣、磷、鐵、維生素B群、維生素E、不飽和脂肪酸、異黃酮素及花青素等。

《本草綱目》記載：「服食烏豆、令人長肌膚、益顏色、填骨髓、長氣力、補虛能食。」又說：「古人陶華以黑豆煮鹽常食之，元能補腎。」根據中醫五行配五色、五臟的配屬理論認為色黑入腎，因此黑豆對腎經引起的疾病有幫助，如尿頻、腰酸、女性白帶及下腹部

陰冷等。還可活血化瘀、利水袪風、補腎明目，可治一切水腫如濕水腫等。

黑豆的美容功效也是有科學依據的：黑豆具有補肝腎、強筋骨、暖腸胃、明目活血、利水解毒的作用，也是潤澤肌膚、防老抗衰、美容養顏、烏鬚黑髮之佳品。黑豆富含維生素、蛋黃素、核黃素、黑色素和被稱作「生活素」的激素。其中的異黃酮素和花青素，更是極具效果的抗氧化劑，黑豆中B族維生素（B_1、B_2）和維生素E含量很高，僅維生素E含量相當於肉的7倍以上，能幫助人體營養保健、防老抗衰、美容養顏、增強活力。

2.甘薯

又稱紅薯、番薯、山芋。甘薯營養十分豐富，是一糧菜兼用的天然滋補食品。甘薯中含有多種人體需要的營養物質。每500克甘薯約含熱能635千卡，其中含蛋白質11.5克、糖14.5克、脂肪1克、磷100毫克、鈣90毫克、鐵2克，胡蘿蔔素0.5毫克，另含有維生素B_1、B_2、C與尼克酸、亞油酸等。其中維生素B_1、B_2的含量分別比大米高6倍和3倍。

甘薯中含有一種類似雌性激素的物質，對保護人體皮膚、延緩衰老有一定的作用，因此，許多女性把甘薯當做駐顏美容食品。另外，甘薯中含有大量膳食纖維，在腸道內無法被消化吸收，能刺激腸道，增強蠕動，通便排毒，尤其對便秘有很好的療效。

3.玉米

玉米是最常見的粗糧，曾經一度是人們的主食。隨著人們生活水準提高，玉米逐漸由主食退位為配菜。但是隨著健康意識的增強，人們認識到玉米等粗糧對人體健康也有重要的意義，玉米又重新受到了

人們的重視。

中醫認為，玉米性平味甘，有開胃、健脾、除濕、利尿等作用，主治腹瀉、消化不良、水腫等。根據營養分析，玉米含有糖類、蛋白質、胡蘿蔔素、黃體素、玉米黃質、磷、鎂、鉀、鋅等，其中的黃體素、玉米黃質對眼睛有益，因此玉米可說是抗眼睛老化的極佳補充食物。而玉米中所含的胡蘿蔔素、黃體素、玉米黃質為脂溶性維生素，加油烹煮有助吸收，因此更能發揮其健康效果。

玉米中含有尼克酸，尼克酸又叫菸酸，它在蛋白質、脂肪、糖的代謝過程中有著重要作用，能幫助我們維持神經系統、消化系統和皮膚的正常功能。人體內如果缺乏尼克酸，可能引起精神上的幻視、幻聽、精神錯亂，及消化上的口角炎、舌炎、腹瀉、皮膚上的癩皮病等症狀。

玉米胚芽油在國外已有100多年的歷史，因為含有豐富的維生素E，對人體細胞分裂、延緩衰老有一定的作用，因此也被稱為「美容油」。

4.薏米

又名薏苡、薏仁、六穀米。薏米栽培歷史悠久，是中國古老藥食皆佳的糧種之一。由於薏米的營養價值很高，被譽為「世界禾本科植物之王」；在歐洲，它被稱為「生命健康之禾」；在日本最近又被列為防癌食品，因此身價倍增。薏米具有容易消化吸收的特點，不論用於滋補還是用於醫療，作用都很好。

在美容功效及科學依據方面，過去，平常人家對薏米的作用認識不足，一般拿來當做糧食吃，味道和大米相似，且易消化吸收，煮粥、作湯均可。只是在最近幾年，薏米的保健和美容作用才被人們充

分認識，用途越來越廣。它的主要成分為蛋白質、維生素B_1、B_2，常食可以保持人體皮膚光澤細膩，對消除粉刺、雀斑、老年斑、妊娠斑、蝴蝶斑以及去角質、痤瘡、皸裂、皮膚粗糙等都有良好療效。

5.蘋果

蘋果果實碩大，品種繁多，口味多種多樣，有「果中西施」之稱。蘋果與人們的生活有密切的關係，人們對蘋果的保健價值也比較重視。歐洲諺語云：「日食一蘋果，醫生遠離我。」蘋果的營養很豐富，它含有多種維生素和酸類物質。一個蘋果中含有類黃酮約30mg以上，蘋果中含有15％的碳水化合物及果膠，維生素A、C、E及鉀和抗氧化劑等含量也很豐富。

蘋果中的含鈣量比一般水果豐富，有助於代謝掉體內多餘鹽分。蘋果酸可代謝熱量，防止下半身肥胖。至於可溶性纖維果膠，可解決便秘；而所含的果膠還能促進胃腸道中的鉛、汞、錳的排放，調節人體血糖水準，預防血糖的驟升驟降；此外，蘋果中的果膠還可以降低膽固醇。

荷蘭學者從長期調查研究中發現，每天吃一個蘋果的人，膽汁的排出量和膽汁酸的濃度增加，有助於肝臟排出更多的膽固醇。蘋果所含的多酚及黃酮類天然化學抗氧化物質，可及時清除體內的代謝「垃圾」。

吃熟蘋果，可治療便秘；吃弄成絲的生蘋果，其果膠能止住輕度腹瀉。蘋果酸可以穩定血糖，預防老年糖尿病，因此糖尿病患者宜吃酸味蘋果。蘋果含有的糖和鋰、溴元素，是一種有效鎮靜的安眠藥，且無副作用。蘋果含有鋅、鎂元素，故常吃蘋果能增強記憶力，對孩子還有促進發育的作用。由於蘋果所含的一些元素能排除體內有害健

康的鉛、汞元素，所以，歐洲科學家稱蘋果為防癌藥。

蘋果素來就享有「水果之王」的美譽，我們都知道蘋果的食用價值，但據科學家研究，蘋果是一種很好的天然美容保養品，而且它的美容作用能令你嘆為觀止呢！

美女應說NO的食物TOP 10

「廚師乃下毒之人」，這句話自然不是我說的，而是法國大哲學家伏爾泰先生說的，他的原話是：「飲食如不適可而止，廚師亦成下毒之人。」哲學家看問題的方向就是與眾不同，一針見血，一直能深刻到事物的本質。

即使是我們喜愛的食品中，往往也含有造成體內「毒素」的物質。許多美味食品，為了更漂亮，或更長的保存期，或更獨特的味道，通常會添加一些人造色素、香精、防腐劑等等。這些對於我們來說，只能是享受在嘴上，受傷在身體上。既然我們想要擁有美麗，就必須知道哪些食物對我們的害處最大。

1.油炸食品

油炸食品的熱量是非常高的，經常進食易導致肥胖；含有較高的油脂和氧化物質，是導致高脂血症和冠心病的最危險食品；在油炸過程中，往往產生大量的致癌物質。已經有研究指出，常吃油炸食物的人，其癌症的發病率遠遠高於不吃或極少進食油炸食物的人。

2.罐頭類食品

不論是水果類罐頭，還是肉類罐頭，其中的營養成分都遭到大量的破壞，俗話說「寧吃鮮果一個，不吃爛果一筐。」雖說，罐頭不是「爛果」，但是我們完全可以偷換一下概念，罐頭的各類維生素幾乎已經被破壞殆盡。另外，罐頭製品中的蛋白質常常出現變性，使其消化吸收率大為降低，營養價值大幅「縮水」。還有很多水果類罐頭含有較高的糖分，並以液體為載體被攝入人體，使糖分的吸收率大為增高，會在進食後短時間內導致血糖大幅攀升，胰腺負荷大為加重。同時，由於能量較高，易導致肥胖。

3.醃製食品

在醃製食品的過程中需要大量放鹽，這導致此類食物鈉鹽含量超標，造成常常進食醃製食品者腎臟的負擔加重，發生高血壓的風險增高。還有，食品在醃製過程中可產生大量的致癌物質亞硝酸胺，導致鼻咽癌等惡性腫瘤的發病風險大為增高。此外，由於高濃度的鹽分會嚴重損害胃腸道黏膜，故常進食醃製食品者，胃腸炎症和潰瘍的發病率較高。

4.加工的肉類食品

這類食物含有一定量的亞硝酸鹽，故有導致癌症的潛在風險。此外，由於添加防腐劑、增色劑和保色劑等，造成人體肝臟負擔加重。還有，火腿等製品大多為高鈉食品，大量進食易導致鹽分攝入過多，造成血壓波動及腎功能損害。

5.肥肉和動物內臟類食物

肥肉和動物內臟類食物雖然含有一定量的優質蛋白質、維生素和礦物質，但其中所含大量的飽和脂肪酸和膽固醇，已經被確定為導致

心臟病最重要的兩類膳食因素。長期大量進食動物內臟類食物將大幅增高患心血管疾病和惡性腫瘤（如結腸癌、乳腺癌）的發生風險。

6.奶油製品

奶油製品的能量密度很高，但營養素含量並不豐富，主要為脂肪和糖。常吃奶油類製品會導致體重增加，甚至出現血糖和血脂升高。飯前食用奶油蛋糕等，還會引起食欲降低。高脂肪和高糖分常常影響胃腸排空，甚至導致胃食道逆流。很多人在空腹進食奶油製品後出現返酸、燒心等症狀。

7.速食麵

速食麵屬於高鹽、高脂、低維生素、低礦物質的一類食物。一方面，因鹽分含量高增加了腎負荷，升高血壓；另一方面，含有一定量的人造脂肪（反式脂肪酸），對心血管有相當大的負面影響。加之含有防腐劑和香精，可能對肝臟等都有潛在的不利影響。

8.燒烤類食品

燒烤類食品含有強致癌物質苯並芘，僅此一條，就足以警示人們對燒烤類食品退避三舍。

9.冷凍甜點

冷凍甜點包括冰淇淋、雪糕等。這類食品有三大問題：因奶油含量較高，易導致肥胖；因糖分含量高，造成食欲降低；還可能因為溫度低而刺激胃腸道。

10.水果乾、話梅和蜜餞類食物

這類食物含有亞硝酸鹽，在人體內可結合胺形成潛在的致癌物質亞硝酸胺；含有香精等添加劑可能損害肝臟等臟器；含有較高鹽分可能導致血壓升高和腎臟負擔加重。

熬夜熬去的是美麗

都市裡的人們在忙完了一天的工作後吃一點宵夜已經成了生活習慣，尤其是上班族，一方面因為白天要忙工作，只好抽出晚上的時間來娛樂、聚會；另一方面有時候因為工作需要加班，深夜時體力會出現不支的狀況，吃點宵夜，可以補充體力，提神醒腦。然而，宵夜對人體健康有很多危害，它是一個披著友善外衣的健康殺手，正在悄悄危害人們的健康。

健康診斷

吃宵夜其實並不是個好習慣，因為食物大多要經過胃部的消化來吸收，如果經常在夜間進餐，胃腸道得不到必要的休息，就有可能對我們的胃黏膜造成傷害。而且，夜間睡眠時，吃的宵夜長時間停滯在胃中，就會促進胃液的大量分泌，對胃黏膜造成刺激。久而久之，易導致胃黏膜糜爛、潰瘍，抵抗力減弱。如果食物中含有致癌物質，例如常吃一些油炸、燒烤、煎製、臘製食品，長時間滯留在胃中，更易對胃黏膜造成不良影響，進而導致胃癌。

宵夜的害處

1.人的排鈣高峰期常在進餐後4～5小時，如果你在這個時候還要補一餐宵夜的話，那麼當你的排鈣高峰期到來時，人已上床入睡，尿液便滯留在輸尿管、膀胱、尿道等尿路中，不能及時排出體外，致使尿中鈣不斷增加，容易沉積下來形成小晶體，久而久之，逐漸擴大形

成結石。

2.有吸收就得有消耗，所以，如果你吃了過多的宵夜，首先面對的問題就是營養如何消耗。如果宵夜攝入過多營養，人體吸收不了就會滯留於腸道中，會變質，產生許多對人體有害的毒素，刺激腸壁，誘發癌症。再加上飲酒，則更容易患上「酒精性脂肪肝」。

3.人體的血液在夜間經常保持高脂肪含量，夜間進食太多，或頻繁、屢次進食，會導致肝臟合成的血膽固醇明顯增多，並且刺激肝臟製造更多的低密度脂蛋白。運載過多的膽固醇到動脈壁堆積起來，也成為動脈粥樣硬化和冠心病的誘因之一。同時，因為長期宵夜過飽，會反復刺激胰島，胰島素分泌增加，久而久之，有可能誘發糖尿病。

4.宵夜吃得過多，讓身體的消化器官超載工作，就會對周圍器官造成壓迫。胃、腸、肝、膽、胰等器官在餐後的緊張工作會傳送資訊給大腦，引起大腦活躍，並擴散到大腦皮層其他部位，誘發失眠。

防護指南

治療疾病的最佳方法就是避免得病。因此，要想防止宵夜對身體的損害，就要儘量避免吃宵夜，儘量把工作按時完成，不加夜班，儘量避免深夜的交際與應酬。

如果實在是工作需要，晚上確實需要補充營養，最佳選擇是碳水化合物食品，它是為人體提供熱能的三種主要營養素中最廉價的營養素。

日常生活中碳水化合物的主要食物來源有：蔗糖（如白糖、砂糖）、穀物（如米、小麥、玉米、大麥、燕麥、高粱等）、水果（如甘蔗、西瓜、香蕉、葡萄等）、堅果（如核桃、松子等）、蔬菜（如

胡蘿蔔、番薯等）等。

食療百寶箱

1.豬腰燉杜仲

材料：杜仲25g、豬腰子1個（去筋膜），水適量。

做法：隔水燉1個小時。

食法：每日或隔日服用1次。

功效：具有滋補肝腎、強筋壯骨之功效。適用於熬夜後腰酸背痛、四肢乏力者服用。

2.蓮子百合煲瘦肉

材料：蓮子（去芯）20g，百合20g，豬瘦肉100g。

做法：加水適量同煲，待肉熟爛後用鹽調味食之。

食法：每日1次。

功效：清心潤肺、益氣安神。適宜於熬夜後乾咳、失眠、心煩、心悸等症者食用。

熬夜健身操

我們在熬夜時除了要補充碳水化合物以外，最好做一做健身操，以提神健體。做熬夜健身操，要善用動靜平衡的功夫，動以增神，靜以調神。下面介紹一套提神操，可在熬夜時及熬夜後操練，效果很好。

金猴洗臉，閉眼調神。冷水洗臉，當毛巾或手敷住臉部時，自我放鬆，調整呼吸，使大腦處在空白狀態，同時輕輕按摩幾下臉部。

　　一柱擎天，運氣使力。取站姿或躺姿，雙腳併攏、雙手合掌向頭上儘量伸直，使身體成一直線。再以腰部和肩部及整條脊椎為軸，向各種方向扭動身體。這種方法也像伸懶腰，使全身肌肉收縮再放鬆，有助血液循環和精神解放。

　　仰天擴胸，縮身吐息。雙手彎起、握拳做擴胸狀，仰天吸氣，可以隨氣息的呼吸發出聲音，舒解壓力。

　　花步跳躍，打拳出氣。這種方法既可鍛鍊身體，又可發洩身心壓力。雙手彎起微微握拳，身體和下肢微彎，右手出拳，打向左邊。約20下後，換成左手出拳，打向右邊。這樣可做全身性的肢體律動，拳打完了，身心也舒暢多了。

辦公室美顏「謀殺案」

　　上班族通常衣著時尚光鮮、生活簡約精緻，但這些並沒有讓她們過得快樂起來。她們越來越感覺到體力不支、容顏衰老、精神不振，以及一些莫名的疾病正在吞噬著她們年輕的身體。當她們為了未來而勤奮工作的時候，危機正潛伏在周圍，甚至隨時準備給她們致命一擊。這些危機就是隱藏在辦公室裡的「健康殺手」。

　　空調讓人們在炎炎夏日享受秋風般的涼爽，給悶坐在辦公室內的上班族帶來了無比的舒適。可惜的是，空調在給人們帶來舒適的同時，也正在悄無聲息地危害著人們的健康。而正在被空調危害著的人們當中，上班族無疑是受害最深的一群。

健康診斷

可能有些人不明白空調又不會傳染病毒，它能帶來什麼病呢？空調本身當然不可能直接傳播疾病，但如果使用不當，就會引發人體的不適，即空調病。

近些年來，為了使建築中使用的空調設備效率更高，更節能，密閉的建築就使用得越來越廣泛。密閉建築使得居室內物理、化學、生物的污染因素，如苯、甲醛和一氧化碳等的濃度增加，超出正常標準。如果人們長期生活和工作在這種環境中，就會產生一些不舒適的症狀，比如：咳嗽、發燒、頭暈、過敏甚至哮喘，世界衛生組織將這種現象稱之為「致病建築物症候群」，俗稱空調病。

空調病因冷而起。低溫環境會使「冷」的感覺傳至體溫調節中樞，使皮膚血管急劇收縮，血流不暢，汗腺停止分泌，使關節受冷導致關節痛；由於室內與室外溫差大，而人體需依靠自身的機能調節以適應劇烈且頻繁的溫差變化，使得人體抵抗力下降，造成人體內平衡調節系統功能紊亂。而平衡失調就會引起頭痛，易患感冒。「冷」的感覺還可使交感神經興奮，而出現腸胃不適等諸多症狀。

久坐辦公室的女性朋友更要注意了，長期處在「過冷」的空調環境中，將會刺激影響卵巢功能，排卵發生障礙，出現月經失調及相應症狀。

健康處方

大家千萬不要認為空調病只是一些小症狀而不去關注它。如果長期發展下去，這些小症狀就有可能發展成為嚴重影響我們身體健康的大病。怎樣有效的防治空調病呢？其實方法很簡單，只要我們平時稍

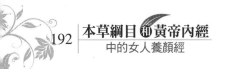
稍注意就可以了。適量喝薑湯不僅能預防空調病，而且對吹空調受涼引起的一些症狀也有很好的治療作用。

因為空調而引發的疾病症狀主要有三種：

1.**腹痛胃痛**：很多人晚上睡覺喜歡開著空調，可是早晨起床胃部和腹部開始疼痛，伴有大便溏瀉的症狀，原來是晚上著了涼。這時候喝一些薑湯，能驅散脾胃中的寒氣，效果非常好。而對一些平常脾胃虛寒的人，可以喝點薑棗湯（即薑和大棗熬的湯），有暖胃養胃的作用。生薑側重是補暖，大棗側重是補益，二者搭配服用可以和胃降逆止嘔，對治療由寒涼引起的胃病非常有效。

2.**四肢酸痛**：空調房待久了，四肢關節和腰部最容易受風寒的侵襲，導致酸痛，這時候可以煮一些濃濃的熱薑湯，用毛巾浸水熱敷患處。如果症狀嚴重，可以先內服一些薑湯，同時外用熱薑湯洗手或者泡腳，這樣能達到散風趨寒、舒筋活血的作用，對緩解疼痛很有幫助。

3.**傷風感冒**：外面酷暑難耐，室內涼風習習，長時間吹空調加之室內外溫差過大，很容易引起風寒感冒。主要症狀有惡寒、頭疼、發熱、鼻塞、流鼻涕、咳嗽等，這時候喝上一碗薑湯，你會發現感冒症狀好了許多。

雖說薑湯在生活中十分常見，但喝法還是有很多講究的。大家可以在上班之前帶一些生薑絲，用生薑絲泡水喝，這樣就不用擔心「空調病」的侵襲了。喜歡喝茶的朋友可以再配一些綠茶，這樣不僅口味好，對身體也更有益處。

至於要怎樣使用空調才能既達到清涼的效果，又能保護我們不受傷害呢？

首先，空調病的產生與冷氣風口安裝的位置有關。空調安裝時不宜靠近窗口，高度最好是在2.2～2.5公尺之間。使用時風口不要對著頭，尤其是免疫力較低的幼兒。正確的方法是將空調安裝在傢俱和家用電器的斜上方。

其次，要注意調節室內外的溫度，溫差最好不要超過6℃，並做好室內的通風。一般說來，每隔3～4個小時就應關閉空調，打開窗戶，以加強新鮮空氣的流通，增加室內含氧量。還可以在房間裡擺放一些盆景，以增加室內的負離子含量，使室內的空氣品質得到改善，減少患病的機率。

最後一點，平常要注意自己的飲食平衡，食物應以清淡為主，尤其要注重營養的補充，對於富含維生素C的食物和水果更應多食。還要注意多喝水，以達到排除體內毒素、調節人體小氣候的目的。

食療百寶箱

荷藿薏仁粥

材料：鮮荷葉100g，藿香30g，薏仁100g。

做法：將鮮荷葉和藿香加水800cc煮沸後，小火再熬20分鐘，取藥液約500cc與薏仁煮成稀粥。

用法：早晚各吃1次。

功效：芳香化濕，清熱解暑，配藿香能增強芳香化濕的功效，其味辛性微溫，又能疏散外寒。薏仁健脾利濕，使暑濕從小便而去。薏仁還有增強免疫功能，提高適應能力的作用。所以本方對從高溫環境進入空調房間，因適應力差而出現類似感冒風寒症狀者有很好的防治效果。而且這道粥也可以當作早餐或晚餐來食用，味美

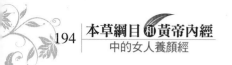
又保健。

健康診斷

在充分享受現代辦公設備給我們帶來的便捷時，我們也許還未意識到一個無形的殺手正在向我們靠近。電腦、傳真機、影印機等現代辦公設備正在悄悄地影響我們的健康。在崇尚健康、自然的今天，這些就在我們身邊的「高科技隱患」當然不能忽略，適當的防護措施必不可少。

辦公室設備的輻射一般都是非常小的，並不會讓人迅速產生極度不適的反應。也正因為如此，上班族很少會去重視這個問題。不過，水滴石穿，繩鋸木斷，辦公室裡的輻射對人的傷害雖然輕微，日積月累也會對人形成難以預料的傷害。

以辦公室裡常見的電腦為例：電腦所散發出的輻射電波往往被人們所忽視。依國際輻射安全規定：在50cm距離內小於等於25V/m的輻射暴露量才是安全值。而一台電腦的輻射量：鍵盤為1000V/m，滑鼠為450V/m，顯示器為218V/m，主機為170V/m，筆記型電腦2500V/m，均超過了安全標準。

辦公室設備輻射對人體的危害主要有：

1.影響人體的循環系統、免疫、生殖和代謝功能，嚴重的還會誘發癌症，並會加速人體的癌細胞增殖。

2.影響人們的生殖系統，主要表現為男子精子品質降低，孕婦發生自然流產和胎兒畸形等。

3.影響人們的心血管系統，症狀為心悸、失眠，部分女性經期紊亂、心跳過緩、脈搏血量減少、竇性心律不齊、白細胞減少、免疫功

能下降等。

　　這些危害都是悄無聲息進行的，開始時僅有一點微不足道的表現，總被上班族忽視。而一旦到了由量變產生質變的時候，往往也是危害無法挽回的時候。

辦公室美顏召集令

　　如果你已受到辦公室設備輻射的危害，應該立即給予關注並及時治療。治療輻射傷害的方法非常簡單，而且不僅可用來治療，也可用來預防。這種神奇的療法就是喝茶。

　　茶水中含有茶多酚及其氧化產物，這些物質具有吸收輻射傷害的能力。臨床試驗證實，用茶葉的萃取物對輻射傷害進行治療，有效率可達90％以上；甚至對高放射性傷害引起的血細胞減少症，茶葉萃取物治療的有效率也高達81.7％；對因輻射而引起的白血球減少症治療效果更好。

　　但市場上的茶葉種類那麼多，我們該選擇哪些茶葉才能達到最好的治療及預防效果呢？治療輻射傷害最有效的茶是綠茶和菊花茶。綠茶不僅有抗癌的效果，可以清除體內的自由基，還能夠抗輻射；而菊花茶是一種比較清香的茶飲，能夠抗輻射，它的蒸汽對皮膚也很有好處。

　　除了喝茶，平時還要多吃一些幫助抗氧化的食物，比如含有維生素A、維生素C和維生素E的食物。這些物質是超強的抗氧化組合。

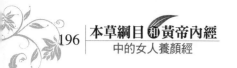

防護指南

面對辦公室裡諸多的輻射，大家也許很無奈。的確，我們在各種辦公設備輻射的環境中工作，受到輻射傷害已經很難避免。既然不能避免，就該知道如何預防並減輕電磁輻射對自身的傷害。

大家一定要提高自我保護意識，重視輻射可能對人體產生的危害，多瞭解有關輻射的常識，並加強安全防範。

1.不要把辦公設備擺放得過於集中，或經常一起使用，以免使自己暴露在超劑量輻射的危害之中。特別是電腦、印表機等電器更不宜集中擺放在辦公室裡。

2.各種辦公設備都應儘量避免長時間操作。電腦等電器需要較長時間使用時，應注意至少每1小時離開一次，採用眺望遠方或閉上眼睛的方式，以減少眼睛的疲勞程度和所受輻射影響。有顯示幕的電器設備可安裝電磁輻射保護鏡，使用者還可佩戴防輻射眼鏡，以防止螢幕輻射出的電磁波直接作用於人體。顯示幕產生的輻射會導致人體皮膚乾燥缺水，加速皮膚老化，嚴重的會導致皮膚癌。所以，在使用完這些設備後要及時洗臉。

3.當電器暫停使用時，最好不要讓它們處於待機狀態，因為此時可產生較微弱的電磁場，長時間也會產生輻射積累。另外，使用各種電器應保持一定的安全距離。如微波爐在開啟之後要離開至少1米遠；手機在使用時，應儘量使頭部與手機接收器的距離遠一些，最好使用分離耳機和話筒接聽電話。手機接通瞬間釋放的電磁輻射最大，因此最好在手機響過一兩秒後或電話兩次鈴聲間歇中接聽電話。

4.可以在辦公室裡放置一些仙人掌等植栽，《本草綱目》記載，仙人掌味淡性寒、行氣活血、清熱解毒、消腫止痛、健脾止瀉、安神

利尿，可以內服外用，治療多種疾病。經常坐在電腦前的女性，放一盆仙人掌在辦公桌上可以減少輻射。

食療百寶箱

俗話說「藥補不如食補」。我們在平時用餐時吃什麼能達到抗輻射的作用呢？向大家介紹兩種：

雙麥粥

材料：苦蕎麥50g、燕麥50g、胡蘿蔔丁75g。

做法：把苦蕎麥、燕麥、胡蘿蔔丁加600cc的水煮成粥即可。

功效：抗輻射、增加白血球、補水、美白肌膚、祛斑。

蕎麥鮮蝦麵

材料：苦蕎麥麵條100g，鮮活蝦100g，豆苗100g。

做法：將苦蕎麥麵條、鮮活蝦、豆苗煮成湯麵，調味即可。

功效：抗輻射、補充多種維生素、補鈣、補水。

低噪音也會危害你的健康

辦公室裡的噪音，我們可能不會注意。辦公室裡靜悄悄的啊，哪裡有什麼噪音？很多人不相信辦公室裡會存在噪音，但是，噪音的存在確是事實。也許你有過在辦公室裡突然感到頭昏眼花、注意力難以集中，甚至開始煩躁不安以至無法工作的情況。你會以為是自己太疲倦了，卻沒有意識到這很可能是低噪音在作怪。

越來越多辦公室內的聲音，超過了國家規定的40分貝噪音標準。

如果你無法輕鬆聽清楚和同事之間的低聲交談，那就說明低噪音正在危害你的健康。

人們對電腦、空調、傳真機發出的嗡嗡聲已經習以為常，很少有人意識到這會影響到健康。其實辦公室低噪音對人體健康存在很大危害，長時間處於這樣環境的人應多做放鬆運動。

辦公室噪音主要來源為電腦主機、傳真機、空調等的送風聲以及室外的交通噪音等。長時間處於辦公室低噪音的環境中，人們會出現慢性聽力下降、情緒煩躁等問題。這些噪音音量雖不大，但多種聲音組合起來對人體產生長時間、沒有規律的刺激，會使人的內耳處於興奮狀態，而引發聽覺疲勞以及神經和精神系統失衡，造成慢性聽力下降、情緒異常、食欲減退、易疲乏等問題。

噪音並不是音量越高污染越大，低噪音污染同樣不可忽視。臨床實驗證實，在有噪音辦公室裡工作的人，體內腎上腺素水準會升高，會對心臟造成刺激，時間長了會損害心臟。

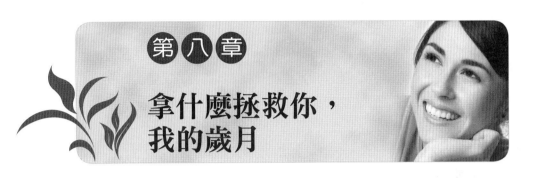

第八章

拿什麼拯救你，
我的歲月

滅「紋」大行動

當你穿著時尚，打扮年輕時，臉上、頸上的皺紋卻不爭氣地出賣了你，讓你的年齡在別人眼中表露無遺。對於身體這種大嘴巴行為，我們只有用實際行動來消滅它了。

《黃帝內經》講，頭為諸陽之會，人體12條經脈中，6條陽脈都要彙集到頭上，總督一身陽氣的督脈也要到頭部。面部的經脈有：督脈在正中，手陽明大腸經繞口鼻，足陽明胃經繞口鼻至目下，手太陽小腸經和手少陽三焦經循行於眼耳間，足太陽膀胱經從頭頂下行到內眼角。

五官的大小和佈局，就是這些經絡力量綜合作用的結果；面部皮膚的光澤度和健康度，也取決於這些經絡氣血是否暢通。當您把搓熱的雙手捂在臉上，就溫潤了面部的經絡，增強了它們的活性；同時，手和臉之間還在進行某種物質交換。

我們知道，手掌上有三條陰經：手少陰心經、手厥陰心包經和手太陰肺經，手貼在臉上，就是陰陽溝通，互濟互美。搓熱的手上會產生美容的物質，受到了溫潤的臉上也會迅速產生護手的因數。這樣，臉上自然就不生痘痘和皺紋等東西了，而且，你的手掌還會變得非常柔嫩。

皺紋是指皮膚受到外界環境影響，形成游離自由基，自由基破壞正常細胞膜組織內的膠原蛋白、活性物質，氧化細胞而形成的小細紋、皺紋。皺紋出現的順序一般是前額、上下眼瞼、眼外眥、耳前區、頰、頸部、下頦、口周。而面部的皺紋可以分為三大類，說明如下。

1.體位性皺紋：大都是頸闊肌長期伸縮的結果，主要出現在頸部。體位性皺紋的出現並非都是皮膚老化，但隨著年齡的增長，橫紋變得越來越深，而出現皮膚老化性皺紋。

2.動力性皺紋：是表情肌長期收縮的結果，主要表現在額肌的抬眉紋、皺眉肌的眉間紋、眼輪匝肌的魚尾紋、口輪匝肌的口角紋和唇部豎紋、顴大肌和上唇方肌的頰部斜紋等。

3.重力性皺紋：主要是由於皮下組織脂肪、肌肉和骨骼萎縮，皮膚老化後，加上地球引力及重力的長期作用逐漸產生的。

按摩除皺法

長期伏案工作者，最好每隔一個小時便伸展頸部，慢慢將頭仰後，使頸部有拉緊感覺，保持30秒；此外，還要長期做頸部肌膚的日常保養及頸部按摩。以下幾個按摩法經常做，就會有良好滅「紋」的效果。

1.去除眼角皺紋指壓法：為了提高按摩效果，首先必須將雙手搓熱，然後用搓熱的手掌在眼皮上一邊吐氣一邊輕撫，上下左右各6次；其次再以同樣要領將眼球向左右各轉6次，再指壓除去眼角皺紋。

2.去除嘴角皺紋法：運用中指指腹，由下往上以畫圓的方式按摩，做3～5次。

3.去除眼尾皺紋法：先用一手將眼尾輕輕向外拉平，另一手的無名指沿著眼尾處以畫圈方式按摩。

4.去除眉心皺紋法：運用中指指腹沿著眉心由下往上，交叉按摩。

5.去除額頭皺紋法：運用手掌掌腹，沿著額頭由下往上輕撫。

日常預防

1.外出時頸部塗抹防曬品。頸部皮脂腺分泌不足，不易保持肌膚水分，長期忽略頸部防曬，令頸部的脆弱肌膚難以抵禦紫外線的傷害，會出現頸部肌膚暗沉、長斑，頸紋也變得更加明顯。

2.不長期穿著不透氣的高領衣物、粗毛圍巾等，這些衣物可使肌膚因為毛孔不順暢而出現濕疹、發紅、發癢等症狀，導致頸部肌膚暗沉。

3.頸部肌膚要認真卸妝，防止粉底、化妝品堵塞毛孔。

4.少戴金屬材質的項鍊。某些金屬材質可能引起肌膚過敏，長出疹子、留下疤痕，造成肌膚老化。

5.適度去除角質。視自己的肌膚狀況適度去角質，去角質時不一定要全臉進行，可以針對局部即可。至於如何判斷肌膚何時、何處該

去角質？只要覺得臉部肌膚變得粗糙、毛孔變得明顯、有粉刺出現時，都是該去角質的徵兆。

但是，固然去角質能讓肌膚瞬間煥然一新，幫助保養品成分更好被吸收，但去角質也會令皮膚變得很糟糕，並不是所有膚質的人都適合經常去角質。以下三類皮膚即不適合經常去角質：柔軟的皮膚不用去角質；脆弱的皮膚不可去角質，例如粉刺痘痘皮膚和紅血絲皮膚；已經使用去角質產品就不用再去角質，例如用過有去角質功能的化妝水或者美白用品的皮膚。

去皺食品

絲瓜

絲瓜的品種很多，主要吃法是炒食或做湯，像炒肉片、魚片、鮮蝦仁以及絲瓜肉絲湯、肉丸子湯等，味道均十分鮮美可口。由於絲瓜質嫩，炒或做湯時無需大火，開鍋即熟。

絲瓜營養豐富，有極高的藥用價值。明代醫學家李時珍曰：「絲瓜煮食，除熱利腸，治大小便下血、痔瘻崩中、黃積、疝痛卵腫、癰疽瘡腫、痘疹胎毒。」現代醫學研究也證實，絲瓜有祛風化痰、活血通絡等功效。臨床常用來治療慢性支氣管炎、咳吐濃痰、咯血等症。絲瓜還能做外敷藥，《醫學入門》中記述，將絲瓜搗爛外敷，「治男女一切惡瘡，小兒痘疹餘毒……經霜的乾絲瓜燒焦碾末，還能治風蟲牙痛。」另外，用絲瓜水擦臉能減退皺紋，使皮膚細嫩有光澤。

益母草

在李時珍的《本草綱目》中記載了這樣一個曾被武則天用來美

容的秘方「益母草澤面方」。據說此方內服外用結合，能達到滋潤面容、祛除面部黑斑、改善膚色、減少皺紋的作用。

　　益母草又名益母蒿、坤草，性味苦、辛、微寒，歸肝、心包經，有活血調經、利尿消腫之效。方中記載於每年農曆五月初五採集根苗俱全的益母草，洗淨、曬乾、燒熟、過細籮，再以水調成雞蛋大小的藥團，置於火上微微燒之，燒後藥白細膩，置於容器中研細備用，以此洗面，可以令面白如玉。另外，也可以直接用益母草配合少許人參、珍珠、白芷、三七等打成細粉，以牛奶或者蛋清調勻，於潔面後敷於臉上，長期使用，同樣能有美白、祛斑的作用，不妨一試。

紅顏殺手，女性難言私語

　　女人優雅的美顏不只是外表上的事情，有時候更是難以言說的無奈。說起「便秘」，雖然大方向上只是肚子的事情，但是它確實關乎我們的臉面。隨處可見的廣告以外力產品幫助我們的腸子做運動，其實，這只是一種「錦上添花」的外因，最重要還是我們自身對美顏的「雪中送炭」。

　　便秘的一般表現是大便次數減少，經常3～5日或6～7日，甚至更久，才能大便一次。或者雖然次數未減，但是糞質乾燥堅硬，排出困難，並伴有頭痛、頭暈、腹中脹滿、食欲減退、睡眠不安、心煩易怒等症狀。而便秘的病因有燥熱內結，津液不足；情態失和，氣機鬱滯；以及勞倦內傷，身體衰弱，氣血不足等。

只有健康的飲食和規律的生活才能防止便秘。長期的便秘症狀得不到解決，身體裡的有害物質不能及時排出體外，容易產生腹脹，容易生氣，嘴巴裡有異味，沒有食欲等現象。便秘，從中醫學角度來看，它不是一種具體的疾病，而是多種疾病的一個症狀。由於引起便秘的原因很多，也很複雜，因此，一旦發生便秘，尤其是比較嚴重的、持續時間較長的便秘，這樣的患者應及時到醫院檢查，以免延誤原發病的診治，並能及時、正確、有效地解決便秘的痛苦，切勿濫用瀉藥。

下面我們就給長期苦於便秘的姐妹們幾個妙招：

1.每天早晨起床後，空腹飲用一杯涼開水可以增加腸胃蠕動，促進排便。長期維持就能養成早晨排便的良好習慣。

2.水果優酪乳：將一根香蕉或一個蘋果放在攪拌機裡攪碎，再加入250cc的優酪乳一起攪勻，製成水果優酪乳。每天清晨飲用一杯這樣的優酪乳同樣可以促進排便。

3.決明子茶：30g決明子加入700cc的水，熬至400cc時關火。經常飲用可以治療高血壓、明目、通便。

4.蘆薈茶：蘆薈具有調理腸胃和導瀉的作用，將一小塊鮮蘆薈切成1公分厚片狀，加水煮成汁來喝也有很好的通便作用。

5.蜂蜜：便秘可以引起早衰、營養不良、肥胖、腸癌及某些精神障礙等疾病。臨床實驗證明，蜂蜜具有很好的潤腸作用，也是良好的通便劑，可用作緩解習慣性便秘以及老年性便秘。

方法1：蜂蜜60g，每日早、晚各服30g，以涼開水沖飲。適用於老年、孕婦便秘及習慣性便秘。

方法2：蜂蜜60g，蜂王漿6g，將其調勻，每日早、晚分2次用溫

開水送服，適用於習慣性便秘。

食療保健

便秘者宜多吃含纖維素豐富的食品，如各種新鮮蔬菜、水果、粗糧等，以增加食物殘渣；平時應多喝開水，有助於大便的軟化；適當吃一些有潤腸通便作用的食物，如蜂蜜、牛奶、香蕉等。可早晚喝一杯牛奶，牛奶裡加適量蜜糖，既有營養又可潤腸。

只有及時排出體內的有害物質及過剩營養，保持五臟和體內的清潔，才能保持身體的健美和肌膚的美麗。

給身體開一個辭舊迎新的party

居家大掃除不僅可以除掉汙垢，而且會讓我們心情清朗。其實，我們的身體同樣也需要做這樣的大掃除，才能讓我們的美顏工作順利開展。

三大排毒器官

1.肝臟是重要的解毒器官，各種毒素經過肝臟的一系列化學反應後，變成無毒或低毒物質。我們在日常飲食中可以多食用胡蘿蔔、大蒜、葡萄、無花果等來幫助肝臟排毒。

2.腎臟是排毒的重要器官，它過濾血液中的毒素和蛋白質分解後產生的廢料，並通過尿液排出體外。黃瓜、櫻桃等蔬果有助於腎臟排

毒。

3.腸道可以迅速排除毒素,但是如果消化不良,就會造成毒素停留在腸道,被重新吸收,給健康造成巨大危害。

身體「清道夫」

1.**魔芋**:魔芋是有名的「胃腸清道夫」、「血液淨化劑」,能清除腸壁上的廢物。

2.**黑木耳**:黑木耳含有的植物膠質有較強的吸附力,可吸附殘留在人體消化系統內的雜質、清潔血液,經常食用還可以有效清除體內污染物質。

3.**海帶**:海帶中的褐藻酸能減慢腸道吸收放射性元素鍶的速度,使鍶排出體外,因而具有預防白血病的作用。

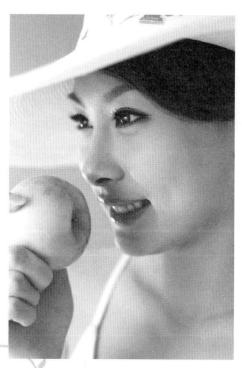

4.**豬血**:豬血中的血漿蛋白被消化液中的酶分解後,能產生一種解毒和潤腸的物質,能與侵入人體內的粉塵和金屬微粒反應,轉化為人體不易吸收的物質,直接排出體外,有除塵、清腸、通便的作用。

5.**蘋果**:蘋果中的半乳糖荃酸有助於排毒,果膠則能避免食物在腸道內腐化。

6.**草莓**：含有多種有機酸、果膠和礦物質，能清潔腸胃，強固肝臟。

7.**蜂蜜**：自古就是排毒養顏的佳品，含有多種人體所需的氨基酸和維生素。常吃蜂蜜在排出毒素的同時，對防治心血管疾病和神經衰弱等症也有一定效果。

8.**芹菜**：芹菜中含有的豐富纖維可以過濾體內的廢物。經常食用可以刺激身體排毒，對付由於身體毒素累積所造成的疾病，如風濕、關節炎等；此外芹菜還可以調節體內水分的平衡，改善睡眠。

9.**苦瓜**：苦味食品一般都具有解毒功能。研究發現，苦瓜中有一種蛋白質能增加免疫細胞活性，清除體內有毒物質。尤其女性，多吃苦瓜還有利經的作用。

10.**綠豆**：綠豆味甘性涼，自古就是極有效的解毒劑，對重金屬、農藥以及各種食物中毒均有一定防治作用。它主要是加速有毒物質在體內的代謝，促使其向體外排泄。

按摩助你「大掃除」

穴名：築賓穴

《素問 刺腰痛論》中寫道：「刺飛陽之脈，在內踝上五寸，少陰之前，與陰維之會」。這個穴位指的是人體的築賓穴。築賓穴是人體解毒大穴，具有保護肝、腎的重要作用。在日常生活中，我們可能會因為各種疾患而服用西藥，俗話說：「是藥三分毒」，在某種程度上，西藥在治療疾病的同時，都含有不同的毒性，尤其是那些平時經常服用西藥的人，如果能夠多揉一揉築賓穴，可以幫助化解體內的化學毒素。另外，按揉築賓穴對尿酸過高的人也有幫助。尿酸過高會導

致痛風、結石等疾病，而多按揉這個穴位對這些疾病都具有緩解和調理的作用。

命名：築，與「祝」相通，慶祝；賓，指的是賓客。「築賓」的意思是足三陰經氣血混合重組後的涼濕水氣在這個穴位交於腎經。此穴物質是從三陰交穴傳來的涼濕水氣，性同肺金之氣，由此穴傳入腎經後，為腎經所喜慶，本穴受此氣血如待賓客，所以名「築賓」。此穴也是陰維脈郄穴，因為本穴氣血細少，就像從孔隙中傳來的一樣。

部位：屬足腎經經脈的穴道，在人體的小腿內側，當太溪穴和陰穀穴的連線上，太溪穴上5寸處，腓腸肌肌腹的內下方。

主治：

1.按摩此穴位有散熱降溫的作用。

2.經常按摩這個穴位有助排毒，如藥物中毒、嗎啡中毒、梅毒及其他毒素等。

3.長期按壓此穴位對癲癇、精神分裂症、腎炎、膀胱炎、睪丸炎、盆腔炎、舌肥大，陰萎、嘔吐涎沫、疝痛、小腿內側痛等，具有明顯療效。

4.配腎俞穴、關元穴，治療水腫；配大敦穴、歸來穴，治療疝氣；配承山穴、合陽穴、陽陵泉，治療小腿瘻、痹、癱；配水溝穴、百會穴，治療癲、狂、癇症。

自我取穴按摩法：

1.正坐垂足，把一隻腳抬起，放在另外一隻腳的膝蓋上。

2.用另一側的手輕握腳，四指放在腳背，用大拇指的指腹從下往上推揉穴位，有酸痛感。

3.左右穴位，每天早晚各推揉1～3分鐘。

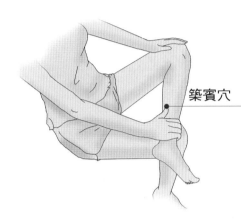

築賓穴

正坐、垂足，將一足抬起，放在另一足膝蓋上，再以另手輕握，四指放腳背，大拇指指腹所壓處即是。

美麗的情緒殺手──鬱鬱寡歡

　　在現代社會中，高度的物質文明、激烈的工作競爭、緊張的生活節奏，使得現代人為了生存，為了擁有更好的物質生活，不得不日夜辛苦，操勞奔波，尤其是經常通宵熬夜，導致睡眠不足、精神疲累，有時候有的人甚至連開車都昏昏欲睡。對他們來說，經常按壓神門穴，能夠提神解乏，有助改善精神狀況。

五招管理好你的情緒

1.該睡覺的時候不睡覺就會引起肝火旺盛

　　中醫認為，人必須要順應生物時鐘，長期作息顛倒、熬夜的人，

也經常是脾氣暴躁的人。因為從11點至凌晨1點，是臟腑氣血流動的時間，在這段時間裡，人體的血氣會回流到肝臟準備儲存精氣，也就是能量，如果在這個時間不睡覺的話，就等於不給肝休息的時間。這樣就會肝盛陰虛，陰陽失和。解毒、儲存和分解膽汁是肝臟的主要工作，長期不讓肝好好休息，會至肝火上升，容易疲倦、氣虛體弱。

《黃帝內經》中提到人體三寶：精、氣、神，精足則氣充，氣充則神旺。相反，氣弱則神傷，精神容易不濟，情緒也大受影響。養精蓄銳，就是這個道理。

2.過大的運動量易致煩躁不安

我們日常的運動方式儘量要選擇溫和的運動，因為太激烈的運動造成大量流汗，運動消耗性大，流失大量體液等於流失大量體力，心情也易煩躁不安。到了夏天更是要選擇練氣養生運動，少在烈陽下長期曝曬，或從事激烈運動。因為身體靠呼吸送氧，如果呼吸急促，就像水流量大時只能流入較粗的水管般，氧氣很快進入身體內較粗的血管，較細微的血管或微血管則不易獲得氧氣。甚且還有比血管更細緻的叫做經絡，經絡不走血液、而是走氣，血要靠氣推動，沒有氣就沒有血，也就是常聽到的氣血循環。選擇和緩的運動，保持呼吸平緩從容不迫，身體內極細微的血管或經絡，才有機會得到足夠的養分。

3.食物避免過熱或過冷

從養生觀點，夏天一定要吃得清淡，火力太猛的食物容易增加身體重量，精神昏沉。烹飪方法也要儘量清淡，避免油炸、煎烤，甜食熱量高，宜少吃。

冰水或冰品是盛夏最受歡迎的食物，卻是最不妥的食物，因為冷熱易失調。當外在環境溫度高時，我們以為冰涼食物可以降溫，卻

忽略了體內溫度更高（有時高達37度），人體適應力和溫度調節力其實沒那麼強，突然喝下冰水往體內澆，五臟六腑可受不了。尤其容易有胸痛、胸悶現象，因為當心肺突然且急劇收縮，會影響換氣功能，呼吸一受挫，自然胸悶。當體內氧氣不足，易導致心神渙散，鬱悶不樂。

要消暑又鎮定神經，不妨喝菊花茶、金銀花茶、綠豆湯或含水量多的水果。不過，胃寒者少喝，可以多喝開水。至於體質屬熱而虛的人，不妨食用銀耳、蓮子或百合等涼補，可祛熱補氣。

4.生活動作不要急躁

中醫養生很注重「氣和」，如果氣的運行紊亂，不夠自然活暢，身心都易致病。靜心養生其實不難，只要日常生活中，行住坐臥都能保持不急不緩的動作，讓呼吸勻稱有序，「氣」自然會「和」。氣順了，轉化為足夠的活動能量，身心就能獲得舒展放鬆。

5.養身也修性

養生專家都強調「身心要雙修」，當身體不好易影響心理，心理一急躁，身體就慢慢衰弱。培養好的生活習慣，逐步調節自己的脾氣、習氣和個性，情緒比較能穩定。用真正的情緒養生觀點來說，修行不是不要讓你產生七情六欲，而是要我們能完美地去駕馭我們的情緒。

去除不良情緒按摩法

穴位：神門穴

部位：屬於手心經經脈的穴道。該處穴位在手腕關節的手掌一側，尺側腕屈肌腱的橈側凹陷處。

主治：

1.此處穴位具有安神寧心、通絡的功效，主要治療心煩失眠，對神經衰弱也具有一定的療效。

2.神門穴是人體精氣神的進入之處，因此是治療心臟疾病的重要穴位。

3.按壓此處穴位，能夠有效治療心悸、心絞痛、多夢、健忘、失眠、癡呆、驚悸、怔忡、心煩、便秘、食欲不振等疾患。

4.長期按壓此處穴位，對糖尿病、扁桃腺炎、腕關節運動障礙、高血壓等病症，具有很好的調理和保健功效。

5.在現代中醫臨床中，常利用此穴治療無脈症、神經衰弱、癔病、精神分裂症等。

6.配大椎穴、豐隆穴，治療癲狂；配支正穴，治療健忘、失眠、無脈症。

自我取穴按摩法：

1.正坐，伸手、仰掌，屈肘向上約45度，在無名指和小指掌的側向外方。

2.用另一隻手的四指握住手腕，大拇指彎曲，用指甲尖垂直掐按豆骨下、尺骨端的穴位凹陷處，有酸脹和痛感。

3.先左後右，每天早晚兩穴位各掐按一次，每次大約掐按3～5分鐘。

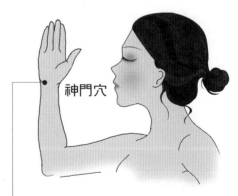

神門穴

腕橫紋尺側端，尺側腕屈肌腱的橈側凹陷處即是。

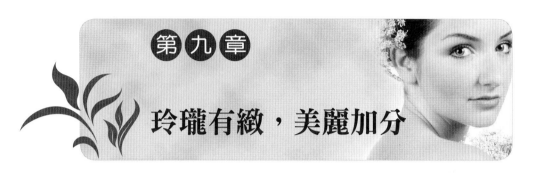

第九章

玲瓏有緻，美麗加分

向「峰」前行，美麗指日可待

　　《本草綱目》中的很多食物都是有豐胸功效的，流傳很廣的木瓜豐胸曾被人駁斥說沒有效果，其實食物豐胸貴在堅持，木瓜的性溫味酸，平肝和胃，舒筋活血，按照這些特性來講，木瓜確實是豐胸的，但需要長久堅持。

　　一般來說，乳房的大小和體態胖瘦基本相稱。胖者的乳房中脂肪積聚較多，所以乳房大些；體瘦的人，乳房中脂肪積聚也相應減少，故乳房小些。如果姐妹們想擁有豐滿的胸部，可以吃一些富含維生素E以及有利激素分泌的食物，如捲心菜、花菜、葵花籽油、玉米油和菜子油等。維生素B族也有助於激素合成，它存在於粗糧、豆類、牛乳、牛肉等食物中。因為內分泌激素在乳房發育和維持過程中有著重要的作用，雌性激素使乳腺管日益增長，黃體酮使乳腺管不斷分支，形成乳腺小管。乳房發育不豐滿的女性，應多吃一些熱量高的食物，

如蛋類、瘦肉、花生、核桃、芝麻、豆類、植物油類等，使瘦弱的身體變得豐滿，同時乳房中也由於脂肪的積蓄而變得豐滿而富有彈性。

點穴豐胸

穴名：乳根穴

快節奏的生活，緊張的工作，競爭帶來的壓力，以及由於生活水準的提高，大量食用高脂肪、高蛋白飲食，這致使成年女性患上乳腺增生、乳房纖維囊腫、乳瘤、乳癌的比率不斷升高。乳房一旦發生病變，就會影響到健康，嚴重的甚至必須做手術切除，不僅對身心是嚴重的打擊，也會影響到女性身體曲線的美感。

還有的女性嫌棄自己的乳房太小，為了擁有傲人挺立的乳房，做隆胸手術，人為使乳房增大。其實，要使乳房健康和美麗，平時的自我保健非常重要。每天早晚各花三分鐘按摩乳根穴，能使胸部的各種血凝氣淤得到緩解，對乳房就能有良好的自我保健作用，也具有增大乳房的效果。《甲乙經》云：「胸乳下滿痛，膺腫，乳根主之。」《金鑑》中說這個穴位能治療「小兒龜胸」。

命名：乳，乳房，即此處穴位所在的部位；根，本的意思。「乳根」的意思就是說此處穴位是乳房發育的根本。因為穴在乳根部，因名乳根。此處穴位的物質是胃經上部經脈氣血下行而來，由於氣血物質中的經水不斷氣化，再加上從膺窗穴傳到體表的心部之火，所以，此穴中的氣血物質實際上已無地部經水，而是火生之土。由於穴中的脾土微粒乾硬結實，對乳房上部的肌肉具有承托作用，是乳房肌肉承固的根本，所以稱為乳根，也稱薛息穴。

部位：屬足胃經經脈的穴道，在人體胸部，乳頭直下，乳房根部

凹陷處。

主治：

1.經常按揉此處穴位，對乳癰、乳痛、乳腺炎、乳汁不足等具有很好的療效。

2.長期按壓此處穴位，還能夠對胸痛、心悶、咳嗽、氣喘、呃逆、肋間神經痛、狹心症等病症，具有很好的調理保健作用。

3.配少澤穴、膻中穴，治療乳癰；配少澤穴、足三里穴，治療乳汁不足。

自我取穴按摩法：

1.仰臥或正坐。

2.輕舉兩手，覆掌於乳房，大拇指在乳房上，其餘四指在乳房下。

3.用中指和無名指的指腹稍微用力按壓穴位，有痛感。

4.每天早晚各揉按一次，每次約3～5分鐘。

仰臥或正坐，輕舉兩手，覆掌於乳房，大拇指在乳房上，其餘四指在乳房下，食指貼於乳房邊緣，食指指腹所在的位置即是。

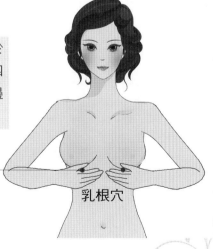

乳根穴

穴名：大包穴

這個穴位出自《靈樞 經脈》，屬於足太陰脾經，是脾經中的主要穴位之一。通常來說，在肺癌病人大包穴的周圍都有一些硬塊，女性肺癌患者的硬塊大多數都出現在右側的大包穴位置，男性肺癌患者的硬塊大多數都出現在左側的大包穴位置。經常按摩這處穴位，有利於清除穴位內部的淤血，消除硬塊，調理肺氣，對肺部具有改善和養護功能。另外，還有一些人晚上睡覺總是睡不安穩，在似睡非睡之間，而白天卻全身疲軟，四肢乏力，提不起精神，如果遇到這種情況，只要能夠經常按壓此穴位，也能夠使症狀得到緩解和改善。

命名：脾在五行中屬於「中土」，是其餘四臟（肝、心、肺、腎）之主，因此，這處穴位又名「脾之大絡」，意思就是聯絡其他經脈的重要穴道。它總統陰陽各經脈穴位，使得經氣能夠灌溉於五臟、四肢。它無所不包，無所不容，所以名為「大包穴」。

部位：屬於足脾經經脈的穴道，在人體的腋窩下、腋中線直下六寸的地方，相當於自己的中指尖到手腕橫紋的長度。

主治：

1.按摩這個穴位，能夠改善全身疲乏，四肢無力的症狀。

2.經常按壓這個穴位，對於肺炎、氣喘、胸膜炎、胸肋疼痛、膀胱麻痹、消化不良等疾患，都具有很好的醫治、改善、調理和保健作用。

3.每天固定按壓這個穴位，具有豐胸美容的效果。

自我取穴按摩法：

1.正坐或者仰臥，雙手互相抱於胸前，把雙手的中指放置在對側腋窩中線下六寸處，大約一個手掌長度的地方。

2.分別用中指的指尖揉按，會有脹、刺痛的感覺。

3.每天早晚各按揉一次，每次大約按揉1～3分鐘。

4.如果想得到豐胸的效果，就用這種方法按揉：首先，雙手按住大包穴後，從胸外側向內推壓胸部36次；其次，手掌按住大包穴，再旋轉推壓36次；最後，用手指搓揉大包穴36次。

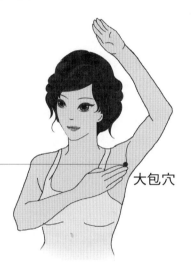

正坐或仰臥，右手五指併攏，指尖朝上，將中指指尖放於左腋窩下中下線處，則手腕橫線中點所對的位置即是該穴。

大包穴

頸椎，昂首的氣質力量

頸部是最容易暴露女性真實年齡的部位，女人的美也不僅僅局限於漂亮的臉蛋，細長精緻的頸部，也已慢慢成為美麗的代名詞，因此，如果你真的想讓年齡成為秘密，頸部護理就一定不能輕忽，要像臉部護理一樣成為每天的護膚必修課。

　　30歲的人患上頸椎病，你可能還不相信。的確，頸椎病原是出現在老年人身上的疾病。但現在，很多年輕人竟然也患上了這種病，而這些人幾乎都是上班族！為什麼頸椎病會年輕化？為什麼年輕化的頸椎病專找上班族的麻煩？難道坐辦公室的人天生都體弱多病嗎？這些問題我們不能不認真思考。否則，不知道哪一天，頸椎病也許就發生在我們的身上。

健康診斷

　　我們每天的工作和生活都離不開頸椎，而我們又對自己的頸椎瞭解多少呢？你知道頸椎病的原因和早期徵兆嗎？

　　頸椎病是一種退化性疾病，主要症狀是頭頸酸痛，活動受限，重者伴有噁心嘔吐，當頸椎病觸及交感神經時會出現頭暈、頭疼、視力模糊等。

　　上班族易患頸椎疾病的主要原因是由於許多人在辦公室坐著時習慣駝背、彎腰，加上長時間低頭伏案，或抬頭對著電腦，使頸椎長時間處於屈位或某些特定體位。這樣不僅使頸椎間盤內的壓力增高，也使頸部肌肉長期處於非協調受力狀態，頸後部肌肉和韌帶易受前拉勞損，再加上扭轉、側屈過度，更進一步導致損傷，所以極易誘發頸椎病。患了頸椎病的人對頸椎病不可掉以輕心，因為頸椎病是引發多種症狀的元凶，免疫力降低、早衰、情緒不穩定，嚴重影響生活工作品質，頸椎病也是引起血壓不穩，心腦血管病及慢性五官科疾病的重要原因。

　　那麼我們怎樣確定自己是不是患有頸椎病或存在患頸椎病的隱患呢？當經常出現頭痛、牙痛、三叉神經痛、眩暈、噁心、嘔吐、失

眠、煩躁或有精神抑鬱、視力及聽力障礙、味嗅覺及皮膚感覺異常、心律失常等症狀而又久治無效時，不妨查查頸椎。切忌「頭痛醫頭，腳痛醫腳」，因為頸椎從生理解剖講，有上、中、下三個交感神經結，很容易引發多種疾病。

健康處方

由於頸椎病的症狀各異，一旦你有了這方面的症狀，一定要請專科醫生幫助確診，否則延誤診斷，耽擱治療。如果診斷明確，就要從多方面進行治療。

從心理上對疾病要有正確的認識，樹立戰勝疾病的信心，堅信自己一定會戰勝頸椎病。由於頸椎病病程比較長，病情常有反復，發作時症狀可能比較重，影響日常生活和休息。因此，要消除恐懼悲觀心理，不要有得過且過的心態，以致放棄積極治療。

從身體上，要適當注意休息，病情嚴重者更要臥床休息2～3周。但臥床時間不宜過長，以免發生肌肉萎縮、組織粘連、關節粘連等變化，阻礙頸椎病的恢復。

從治療上，頸椎病的治療方法有非手術治療和手術治療之分。絕大多數病人經非手術治療能夠緩解症狀甚至治癒不發。但每一種治療方法均有其獨特的操作、作用和適應期，需有專科醫師指導，而且有一定的療程。切忌病急亂投醫，朝三暮四，頻繁更換治療方法或多種方法雜亂並用，不但得不到治療效果，反而加重病情。

防護指南

頸椎對我們來說是那麼重要，我們只有每天在日常生活中對頸椎

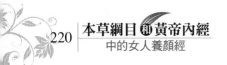
進行細心呵護，才能達到保護它的效果。

　　預防頸椎病主要是減緩頸椎間盤突變的進程。不良睡眠體位，工作姿勢不當，不當運動都是頸椎骨關節蛻變的常見原因。預防頸椎病可以從以下幾方面著手。

　　1.改善與調整睡眠狀態。人每天有1/3時間臥床，睡眠姿勢不當會加劇頸椎盤內壓力，使頸椎周圍韌帶、肌肉疲勞，誘發頸椎病。為使頸椎在睡眠中保持正常生理曲線，枕頭的高度應適中。枕頭的形狀以中間低，兩端高的元寶形為佳，這種形狀優點是對頸部有相對的制動作用。睡眠體位應使胸部、腰部保持自然曲度，雙髖、雙膝呈屈曲狀，使全身肌肉放鬆。床鋪應選保持脊柱平衡的床鋪為佳。

　　2.糾正與改變工作中的不良體位。頸椎蛻變與頸椎長時間處於屈曲或某種特定體位有密切關係，不良體位會導致椎間盤內壓增高引起一系列症狀。對上班族來說，要定期改變頭頸部體位，讀書寫字30分鐘後應活動頸部，抬頭遠視半分鐘，有利緩解頸肌緊張，也可消除眼睛疲勞。調整桌面高度與傾斜度能減少頸椎前屈和頸椎間隙內壓力。

食療百寶箱

桃仁粥

材料： 桃仁15g，粳米60g。

做法： 把桃仁洗淨搗爛如泥，加水研汁去渣，將汁液同粳米煮熟。

功效： 活血養血通絡，主治頸椎病氣滯血瘀型。

薑蔥羊肉湯

材料：羊肉100g，大蔥30g，生薑15g，大棗5枚，紅醋30g。

做法：所有材料加水適量，做湯1碗。

功效：益氣，散寒，通絡，主治頸椎病經絡痹阻型。

辦公室護頸操

以下介紹的健康操可改善我們頸部的血液循環，鬆解粘連和痙攣的軟組織，不少動作對頸椎病有獨特療效，也有預防作用，且適合在辦公室自由操作。大家只要按順序做、長期堅持，一定會收到滿意的效果。

首先要做好準備姿勢，兩腳分開與肩同寬，兩臂自然下垂，全身放鬆，兩眼平視，均勻呼吸，站坐均可。下面就要開始做了：

雙掌擦頸：十指交叉貼於後頸部，左右來回摩擦100次。

左顧右盼：頭先向左後向右轉動，幅度宜大，以自覺酸脹為好，30次。

前後點頭：頭先前再後，前俯時頸項儘量前伸拉長，30次。

旋肩舒頸：雙手置兩側肩部，掌心向下，兩臂由後向前旋轉20～30次，再由前向後旋轉20～30次。

頸項爭力：兩手緊貼大腿兩側，兩腿不動，頭轉向左側時，上身旋向右側，換方向，10次。

搖頭晃腦：頭向前後左右旋轉5次，再反方向旋轉5次。

頭手相抗：雙手交叉緊貼後頸部，用力頂頭頸，頭頸則向後用力，互相抵抗5次。

翹首望月：頭用力左旋，並儘量後仰，眼看左上方5秒鐘，復原

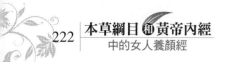
後，再旋向右，看右上方5秒鐘。

雙手托天：雙手上舉過頭，掌心向上，仰視手背5秒鐘。

放眼觀景：手收回胸前，右手在外，勞宮穴相疊，虛按膻中，眼看前方5秒鐘，收操。

翹臀，美人腰際下的最大風景

美女可以用化妝品打造出來，可是完美華麗的轉身可不是任何一位美眉都能做到的。不想穿得過於暴露，又想在誘惑的夏日展現良好的氣質和誘人的身材，那就努力變成電臀美女吧！

越來越多的職業女性由於工作繁忙，經常一坐就是一整天，臀部肌肉長期處於放鬆並被擠壓狀態，再加上貧於運動，使得臀部肌肉無韌性，原本緊翹的臀部就會變得鬆弛、下垂。遇到這種情況，女性朋友可以通過按壓承壓穴，使鬆弛的肌肉恢復彈性和活力，改善臀部下垂的狀況。

翹臀按摩法

穴名：承扶穴

部位：這個穴位在人體的大腿後面，左右臀下臀溝的中心點。

主治：

1.按壓承扶穴，具有通便消痔、舒筋活絡的作用。

2.經常按摩這個穴位，能夠收緊臀部，對臀部具有減肥作用。

3.經常按摩這個穴位，對腰腿痛、坐骨神經痛、下肢癱瘓、痔瘡、尿閉、便秘、生殖器官疼痛等病症，具有很好的保健和調理作用。

4.配委中穴，治療腰骶疼痛。

自我取穴按摩法：

1.正坐，把兩隻手的手掌心朝上，五指併攏，放在臀部與大腿的交接處，中指所在的地方即是穴位。

2.用食指、中指、無名指的指腹向上按摩左右兩個穴位。

3.每次各按揉1～3分鐘，也可以兩側同時按摩。

八招臀部減肥法

1.用拇指按揉臀部兩側的凹陷及臀部橫紋正中部位。這是足膀胱經循行的部位，刺激這些部位可減少脂肪的堆積，力度可以強些。

2.兩手五指揉拿大腿後側肌群。

3.以手掌自上而下反復揉擠臀部的肌肉，長期持續做會收到良好的效果。

4.在站立、交談、端坐、平臥時，做提肛，收縮肛門挾腿的動作，如果配合其他臀部健美操效果會更好。這樣既可減少脂肪的堆積，也可減少痔瘡的發生。

5.赤腳放鬆站立，雙手置於腰後，四個手指合攏，手指用力向下推至大腿根部，再由下至上推到腰部。反復進行36次。

6.手掌面置於臀部上方，按順時針方向分別在左、右臀部劃圈36次。

7.雙手握拳，以拳心叩擊臀部，注意要用力均勻，有節奏地擊打

兩分鐘以上。

8.五指自然併攏，指關節微屈，有節奏地用力拍打臀部，直至臀部放鬆為止。

翹臀飲食要訣

醫學研究指出，足量的鉀可以促進細胞新陳代謝，幫助排泄毒素與廢物。當鉀攝取不足時，細胞代謝會產生障礙，使淋巴循環減慢，細胞排泄廢物越來越困難；加上地心引力影響，囤積的水分與廢物在下半身累積，自然造成臃腫的臀部與雙腿。

南瓜、甘薯、芋頭這些蔬菜富含纖維素，可以促進胃腸蠕動，減少便秘機率，進而創造纖瘦且健美的下半身。玉米油、橄欖油與葵花油均含有大量不飽和脂肪酸，用它們代替動物性脂肪能讓你兼顧美麗與健康。

想讓臀部變得結實，避免鬆弛與下垂，首要飲食原則是必須減少動物性脂肪的攝取。食用過多的奶油或乳酪，不僅易使血液傾向酸性，讓人易於疲勞，也會讓脂肪囤積於下半身，造成臀部下垂，所以最好以大豆之類原植物性蛋白質，或是熱量低且營養豐富的海鮮為主食。

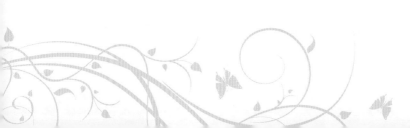

局部減肥：巴掌臉、去肚腩、修長腿

相信很多姐妹們都有一樣的煩惱，就是我們身體的某個部位極度不配合，以至於影響我們的「美麗大局」。那麼接下來就讓我們一一擊破吧。

巴掌臉減肥操

臉部的肌肉跟身體一樣，可以經由鍛鍊而更加結實和緊湊，最能彰顯你是美女的身體信號就是一張小巧的瓜子臉了。那麼，我們透過一些適當的按摩法就可以促進臉部血液流暢，增加肌肉發達和膚質的彈性。贅肉不見了，臉蛋輪廓自然清楚、搶眼，使臉孔的表情看起來更加生動、活潑，隨時隨地都有好氣色。

做小臉操之前，一定要清潔面部，臉上最好不要抹任何東西，但若是氣候或臉感覺太乾燥，則可以擦些乳液、美容液等保養品。早晨起床後因為血液循環較流暢，因此，這個時段是做小臉操的最佳時刻；晚間沐浴後的時間也十分合適做做小臉操。只要在這幾個時間段抽出短短的3～5分鐘，持續兩周以上，你就可以看見自己的臉蛋越來越漂亮、柔嫩。

第一節：面頰運動

嘴盡力向前噘，撫摸面頰，面肌是否正向縱向伸展。這個狀態保持5秒鐘。

面對鏡子，嘴形呈「啊」字張開，下巴往下持續約10秒鐘，重複三次。

第二節：強化臉頰及嘴角肌肉

閉上嘴唇，嘴唇往右邊撇的表情約持續10秒鐘，剛開始不習慣時，眼神也可以配合左右轉換。同樣動作，嘴唇往左邊撇的表情約持續10秒鐘，然後左右兩邊輪流約做5下。

舌尖在嘴巴內部由左右上下，順時針按摩嘴唇內側的穴位，連續三次以上。以舌尖刺激嘴唇邊的肌肉，可消除嘴旁法令紋。

第三節：取穴按摩法

根據中醫臨床理論，只要我們找準了相關穴位，並且每天堅持不懈地按壓此穴位，就可以輕輕鬆鬆達到美容的效果，既能節省大量錢財，也不用忍受不必要的痛苦。而這處可以幫助我們緊縮皮膚、除去雙下巴的穴位，就是人迎穴。關於這個穴位，《甲乙經》說：「禁不可灸，刺入四分，過深不幸殺人；」《銅人》云：「治吐逆霍亂，胸滿喘呼不得息。」

穴名：人迎穴

部位： 位於頸部，在前喉結外側大約三公分處。

主治：

1.長期按摩人迎穴，對咽喉腫痛、氣喘、瘰氣、高血壓具有良好的療效。

2.配大椎穴、太沖穴治療高血壓。

3.經常用手指按壓人迎穴，有利於增進臉部的血液循環，能使臉部的皮膚緊縮，並且可以去除雙下巴。

自我取穴按摩法：

1.正坐或仰靠，大拇指和小指彎曲，中間三指伸直併攏，將無名

指放在喉結旁邊。

2.用食指的指腹按壓所在部位，有酸脹感。

3.用大拇指的指腹上下輕輕按壓穴位，每天早晚按壓左右兩側穴位，每次大約按壓1～3分鐘。

正坐或仰靠，拇指與小指彎曲，中間三指伸直併攏，將無名指置於喉結旁，食指指腹所在的位置即是。

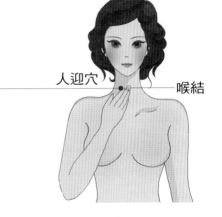

人迎穴

喉結

去肚腩減脂操

如果你因久坐辦公室而缺乏運動，如果你正在為漸漸突起的小肚腩發愁，試著做做下面的辦公室減肥操，可以幫助你消耗多餘的脂肪。

1.**起勢**。自然地坐在椅子上，臀部坐椅面的1/3，手掌輕輕放於膝蓋。下頦內收，鼻對肚臍（2分鐘）。兩手向上，雙手向前外45度弧形上舉過頂；合掌，吸氣。合掌沿中線下行至胸前膻中穴，雙拇指正對天突穴，呼氣、吸氣、再呼氣。合掌沿中線下行，指尖由上轉至下；在臍水準兩手分開，放於膝上（1次）。

2.**前後環**。前環：以腰為軸心帶動頭部，抬頭，由前向後劃圓。下行時下頦外伸並吸氣，全身放鬆，上行時低頭，下頦內收，行道腹

式吸氣（吸氣時腹部內收），收腹提肛，由後向前向上，頭徐徐抬起，再回復到正位。共做8次，兩膝隨之分開；合攏8次，自然呼吸3次，然後回復原位。後環：按前環動作要領，方向相反。

　　3.**左右環**。如推磨狀。左環：以腰為軸心，由左向右作水準方向劃圓，頭部、下頦與腰呈反方向旋轉。轉前半圓時呼氣，全身放鬆，轉後半圓時吸氣，收腹提肛。共做8次，兩膝隨之分開；合攏8次，自然呼氣8次。右環：按左環動作要領，方向相反。

　　4.**上下環**。如走時針狀以腰為軸心，帶動頭部，由左下向右上劃圓（逆時針方向）。向上行時逆腹式吸氣，收腹提肛。中位時伸拔脊，豎頸，下頦內收，尾間下沉。下行時呼氣，全身放鬆。脊柱只能左右伸拔，切忌前俯後仰。共做8次，兩膝隨之分開；合攏8次，自然呼吸3次。下環：按上環動作要領，方向相反。

　　5.**收勢**。兩手在襠前合掌，指尖向下，兩肩上聳，吸氣。指尖轉向上，沿中線至膻中穴前，呼氣，再吸氣，合掌繼續上舉過頂，再呼氣。合掌下落至臍部，兩手分開放於膝上。

修長美腿的局部運動

　　伸展運動是使大腿健美最有效的一種方法：兩臂下垂，一腿屈膝下蹲，背部保持挺直、另一腿向後伸直至與地面平行；或者在同一位置，另一條腿向側伸直，直至與身體成90°角，試著在每一條腿上做3組，連續10次。這種運動也可以在身體站立時進行，一腿站立並保持身體挺直，另一條腿側伸和向後伸，儘量使大腿平直且與地面平行。

　　伸腿運動也可側身進行。在床上或地板上身體平直地側臥，一腿

緊靠地板，另一腿向上抬起，直至該腿與身體成45°角，然後將上腿以45°角支撐在一個桌子或椅子上。再抬起緊靠地板的下腿使其與上腿併攏。這種鍛煉能增強大腿的內外側肌肉，而不是像以往只鍛煉外側肌肉，這能保持大腿的平衡性和對稱性。

在你掌握了伸腿運動後，可以試著做一些「跨步走」。向前大跨一步，直至後膝離地面15公分左右，然後再向前邁另一腿。開始時最好每腿做兩組10次這種動作，然後逐漸增加次數。與其他的鍛煉一樣，開始時先慢一些，並讓兩腿得到同等程度的鍛煉。這種鍛煉可以改變肌肉的鬆弛狀態，在外形上顯得更健美。

釋放電眼魅力

不管是整天使用電腦的分析人員、整天寫教案批作業的教師、整天審稿子做校對的編輯、整天看資料對帳目的會計……姐妹們是否常會覺得眼皮沉重，視物不清？也許你並未意識到，長期過度使用眼睛的你，正在受到視疲勞的困擾，你的視力正在不斷下降，你的身體也因此感到強烈不適，你的心情越來越壞。這一切都只是因為一個問題：你的眼睛得不到休息，你的眼睛正在告急！

健康診斷

當大家感覺到視物稍久則模糊，有的甚至無法寫作或閱讀，眼睛乾澀、頭昏等，嚴重至會出現噁心、嘔吐等症狀時，你可能就患有視

疲勞。

視疲勞是由於從事近距離工作，高度使用視力而產生的。造成眼睛疲勞的因素很多，一般可歸納為下列幾個原因：眼鏡屈光度不合適、度數過深、有高度散光的人，如果眼鏡的度數配得不正確，或者是因為鏡架的扭曲變形，導致瞳距不正確，都可能因此加重眼睛的負擔及眼睛疲勞的症狀。工作距離太近或姿勢不正確，過度靠近電腦螢幕，較容易受到輻射線的傷害，尤其是使用筆記型電腦，由於螢幕過小，導致使用者必須以近距離工作，頭部向前傾，頸部肌肉用力，很容易形成工作勞累，加重眼睛的疲勞。另外，環境中的光線太強或者太弱，導致螢幕與外界產生強烈的反差，也容易對眼睛造成刺激。

如果你也是視疲勞中的一員，或懷疑有眼睛疲勞的症狀，那麼試著回答下面六個問題：

1.覺得眼睛乾澀、缺少淚水嗎？

2.覺得眼皮沉重下垂，無法張開嗎？

3.覺得眼睛有灼熱感嗎？

4.覺得視力不穩定、看東西有時清楚有時模糊？

5.覺得眼睛內有異物存在？

6.經常覺得眼球脹痛、頭痛？

測完了，怎麼樣？如果有半數以上答案是肯定的，那麼你的眼睛疲勞可能已經影響了你的日常生活。

健康處方

我們的眼睛疲勞有兩種情況：因大量近距離用眼，導致眼睛調節過度，產生視疲勞；因大量閱讀資訊，導致視神經及神經中樞疲勞。

這些情況經常是一體的，一是時間長，二是閱讀量大，三是用眼多。那麼，要怎樣防治眼睛疲勞呢？

當閱讀量很大，而眼睛的能量供應不足時，我們可以在工作中停下幾秒，閉目養神、瞭望遠方來使神經系統得到充分休息，放鬆睫狀肌。如果眼睛疲勞的症狀十分嚴重，沒有辦法得到改善，則必須請教眼科醫師，配合使用人工淚液或是睫狀肌鬆弛劑來改善眼睛疲勞的症狀。

防護指南

視疲勞是日積月累造成的。如果能在視疲勞形成之前就杜絕隱患，就可以確保眼睛更健康，工作起來也更得心應手。而要預防視疲勞，可以從以下幾點著手：

1.注意光線

在微暗的燈光下工作，不會傷害眼睛，但若光線未提供足夠的明暗對比，將使眼睛容易疲勞。使用能提供明暗對比的柔和燈光（不刺眼的光線），不要使用直接將光線反射入眼睛的電燈。

2.適時中斷你的工作

如果連續使用電腦6～8小時，應每小時休息一次，讓眼睛離開電腦10～15分鐘。緩解眼睛疲勞的最佳方式是讓眼睛休息，這比你想像的還簡單，比如你可以一邊講電話，一邊閉著眼睛。

3.減弱螢幕的光線

電腦螢幕上的字體就像小燈泡，直接將光線打入你的眼睛。因此，你需要調降螢幕的亮度，並調整反差（明暗對比）使字體清晰。

4.泡茶

記住，這不是用來喝的，而是敷在眼部。將毛巾浸入茶中，再將

毛巾敷在眼部，閉眼10～15分鐘。這將使你的眼睛疲勞消除。

食療百寶箱

黑豆核仁露

材料：黑豆粉1匙，核桃仁泥1匙，牛奶1杯，蜂蜜1匙。

做法：將黑豆粉、核桃仁泥沖入煮沸過的牛奶1杯後加入蜂蜜1匙。

用法：早餐後服用或當早餐，另加早點。

功效：黑豆不但含有豐富的蛋白質和維生素B$_1$等，而且黑色食物入腎，配合核桃仁、牛奶和蜂蜜，能增加眼內肌力，加強調節功能、改善視疲勞的症狀。

視疲勞保健操

緩解視疲勞，保健操是非常有效又極其方便的辦法。它不受空間限制，並且十分簡單易學，很容易在辦公室隨時進行。

第一步：眼珠運動法，只要頭向上下左右旋轉時眼珠也跟著一起移動即可。

第二步：眨眼法，頭向後仰並不停的眨眼，使血液暢通。

第三步：看遠看近法，看遠方3分鐘，再看手掌1～2分鐘，然後再看遠方。這樣遠近交換幾次，可以有效消除眼睛疲勞。

不要輕視乾眼症

顧名思義，乾眼症就是因淚液的質和量出現異常減少而引發眼睛乾澀、酸脹、灼痛等症狀的疾病。大家要提高警惕的是很多人把乾眼症表現出的眼部乾澀等症狀，歸結為工作或娛樂過度的正常反應，認為閉目養神、注意睡眠就行了。其實，乾眼症就是病，不可忽視。

健康處方

如果你剛剛感到眼睛乾燥和酸澀時，那就是眼睛在向你發出警報了。這時眼睛只是處於功能性損傷的階段，如果這時還不注意保護眼睛，使眼睛繼續長期處於乾燥的狀態，就會引起角膜上皮細胞的脫落，造成器質性的損傷，使症狀進一步惡化，嚴重影響視力。

因此，在眼睛出現酸澀、乾燥和視力模糊等症狀時千萬不要自作主張，要在眼科醫師的檢查下，確定是什麼原因引起的淚液異常。首先治療原發病，解除原發疾病的影響。比如，戴眼鏡者，暫時停戴；如果是細菌感染引起的乾眼症，可酌情使用抗生素；維生素A缺乏者，可補充維生素A。

已經出現乾眼症狀的人也不用太擔心，人體有一定的自我恢復功能，只要還沒有對眼睛造成根本性的損傷，乾眼症是可以治好的。但最基本的治療方法，還是讓眼睛充分休息，盡可能不要用眼過度。

防護指南

該如何預防乾眼症呢？可以從以下幾個方面做起：

1.切忌「目不轉睛」，要經常眨眼，眨眼至少要每分鐘4～5次。

2.不要吹太久的空調，並在座位附近放置茶水，以增加周邊的濕度。

3.多吃水果、蔬菜、乳製品、魚類等富含維生素的食品。

4.多喝水對減輕眼睛乾燥也有幫助。

5.保持良好的生活習慣，睡眠充足，不熬夜。

6.避免長時間連續操作電腦，注意中間休息。

7.休息時，可以遠眺或做視力保健操。

8.保持一個最適當的姿勢，使雙眼平視或輕度向下注視螢幕。

9.房間光線較暗時，打開日光燈，緩解螢幕光線對眼睛的集中照射。

10.周圍環境的光線要柔和，電腦螢幕的亮度要適當，清晰度要好，桌椅的高度要和電腦的高度相襯。

11.如果你本來淚水分泌就少，眼睛容易乾澀，在電腦前就不適合使用隱形眼鏡，要戴框架眼鏡。在電腦前佩戴隱形眼鏡的人，也最好使用透氧度高的產品。

食療百寶箱

乾眼症的食療方法比較簡單，患有此症的上班族可採用以下食療方法：

1.益母草煮湯食。

2.菊花泡茶飲。

都是簡單易行的食療好方法，尤其是菊花茶，在辦公室沖泡非常適宜。泡茶的時間，剛好也能讓眼睛休息一下。

防治乾眼勤按摩

下面這個按摩療法很簡單，自己輕輕鬆鬆幾分鐘就能搞定。

1.運轉眼球：雙眼先順時針旋轉10次，再向前凝視片刻，逆時針旋轉10次，向前凝視片刻。然後雙目輕閉，輕輕按摩眼皮約1～2分鐘。

2.按揉穴位：兩手拇指揉睛明穴約30次；兩手食指指端按揉同側攢竹穴3次；兩手食指分別按揉太陽穴、四白穴各30次，有酸脹感時再按揉30次。

3.分刮眼區：雙手握拳狀，用食指關節緊壓眼眶自內向外的刮動，上下眼眶各15次，以出現酸脹感為宜。

4.分抹眼瞼：微閉雙眼，手指併攏由睛明穴向外分抹至瞳子髎穴，重複30～50次。

這個按摩法能清腦明目，增加視力，對治療乾眼症十分有效果。

做「唇」情女人，美麗才有說話權

如果你沒有漂亮的眼睛，同樣可以讓別人的眼光聚焦在自己的臉上，那就是擁有晶亮飽滿，富有光澤，顏色鮮豔的雙唇。

我們最大的護唇任務就是抗乾燥，也就是為嘴唇補水。人的唇部沒有皮下脂肪腺，所以不會自行分泌水分和油脂。如果嘴唇開始出現了角質脫落或裂開，就是嘴唇「很乾燥」的警示！

是不是以前經常用舌頭舔嘴的四周，若被風吹得很疼就塗護唇

膏，讓唇線開始變得亂七八糟，從醫學上講這個叫「舌舔皮炎」，無論是從健康還是美觀的角度考慮，還是改掉舔唇這個不太雅觀的習慣。可以試試晚上睡覺前用熱毛巾敷幾分鐘，唇塗上一層厚厚的護唇膏或是凡士林，再依照唇部大小剪下保鮮膜敷在雙唇上，如此一來就能將滋潤鎖進你的雙唇中。同時還要多補充水分，多吃含有豐富維生素的蔬菜和水果。

　　有的女孩子上妝時很認真，卸妝時就馬馬虎虎，甚至根本就沒有重視唇部的卸妝，長期這樣下去，就會讓唇部出現皺紋。防止嘴唇產生皺紋，首先要做好日常唇部護理工作。當唇部出現乾裂時，可先用熱毛巾敷唇3～5分鐘，然後用柔軟的刷子輕輕刷掉唇上的死皮，之後再抹上護唇霜。同時要做些相應的護理按摩，像是常常練習唇周圍的緊實運動，方法是用手指的力量來按壓，由中間三指往兩側開始按摩，到嘴角時按壓三次，如此反復幾次即可。如果進入秋冬，更是加重嘴唇的負擔，抗乾燥，抗老化都迫在眉睫。如果唇色已經開始變得暗沉，那麼化妝時先要塗上護唇膏，再塗上色彩豔麗的口紅。只有這樣才能對已經暗沉的嘴唇加以保護。

　　唇色不僅代表著美麗，還能透露出你身體的疾病資訊。健康的唇色是粉紅色的，如果唇色不正常，可能是健康狀況不好。以下說明唇色與健康狀況的關係：

　　唇色蒼白：若指甲、眼瞼也蒼白，可能有貧血。

　　唇色青紫：若非因為氣溫過於寒冷，有可能是有貧血、心臟方面問題。

　　唇色淡黃：若臉色、眼白一樣呈黃色，可能是肝功能不好。

　　唇色紅紫：若非發燒或一氧化碳中毒，就可能有心臟病、肺病、

心臟衰弱等問題。

護唇穴位

穴名：角孫穴

《醫宗金鑒》中云：「從顳顬上行，耳上上間，髮際下開口有空，角孫穴也」；《靈樞經 脈度篇》中云：「支而橫者為絡，絡之別者為孫」；《針灸大成》中謂：「耳廓中間，開口有空，治齦腫、目翳、齒齲，項強等症」。

這個穴位能夠治療各種眼病。隨著年紀增大，老年人的視力漸漸衰退了，並且很容易罹患白內障、目生翳膜等各種各樣的眼病，同時還伴有齒齦腫痛的症狀。此時，只要按摩這個穴位，就具有很好的調理、改善和治療的功效。

命名：角，耳朵、腎的意思，這裡指穴位內的物質為天部的收引之氣；孫，火的意思，角為之水，孫為之火（根據中醫的理論，腎之子為肝，肝之子為火），這裡指穴位內的物質為天之天部的氣態物。「角孫」的意思是指天之天部的收引冷降之氣從此處穴位匯入三焦經。這個穴位是三焦經經脈中的最高點，三焦經沒有氣血傳到這個穴位，於是，這個穴位的氣血為空虛之狀，足太陽膀胱經外散的寒濕水汽夾帶著足少陽膽經的外散水濕風氣匯入穴內，穴內氣血既處火所在的天之天部，又表現出腎水的潤下特徵。

部位：屬手三焦經經脈的穴道，在人體的頭部，折耳廓向前，當耳尖直上入髮際處。

主治：長期按壓這個穴位，還能夠有效治療咀嚼困難、口腔炎、唇燥、嘔吐等症狀，並對身體具有很好的保健和調理作用。

自我取穴按摩法：

1.正坐，舉起兩隻手，用大拇指的指腹由後向前將耳翼折屈，並順勢向上滑到耳翼尖的部位，兩個中指的指尖恰好相連於頭頂正中線上。

2.用大拇指的指腹揉按這個穴位，會有脹痛的感覺。

3.兩側穴位，每天早晚各揉按一次，每次大約揉按1～3分鐘，也可以兩側穴位同時揉按。

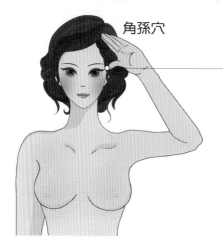

角孫穴

正坐，舉兩手，用大拇指指腹由後向前將耳翼折屈，並順勢向上滑向耳翼尖所在之處，兩中指指尖恰好相連於頭頂正中線上，拇指所在位置的穴位即是。

🌿 關愛女人的第二張臉

「手是女人的第二張臉」這個理論不需再重申。一雙嬌嫩柔滑的手，其實等同於一張美麗燦爛的笑臉。從手可以判斷一個女人的身

份、修養和生活品質。如果不精心養護，別人會從你的手上看到歲月
的痕跡、生活的煩瑣。

　　經絡學是闡明經絡在人體生命活動過程中生理作用和病理變化規
律的一門學說。《靈樞 經別》指出：「十二經脈者，人之所以生，病
之所以成，人之所以治，病之所以起，學之所始，工之所止也。」經
絡是氣血運行的通道，經絡系統功能正常，則氣血通暢，身體健康。

認識我們的手

　　手上共有6條經絡通過。手指位於人體末端，遠離心臟，是陰陽
經脈氣血起始交接的部位。肺經止於拇指少商穴，大腸經起始於食指
商陽穴，心包經止於中指中沖穴，三焦經起始於無名指關沖穴，心經
止於小指少沖穴，小腸經起始於小指少澤穴。

　　在雙手中有12條正經經脈的86個經穴和224個奇穴，手部的穴位
與體內所有器官均有關係。手掌聯結著人體的前部器官，手背聯結著
人體的後部器官。

　　由於手上經絡的循行、穴位的集中，五個手指可分別代表不同
的身體系統，拇指為肺經循行部位，與呼吸系統有著密切的聯繫；食
指為大腸經循行部位，聯繫著消化系統；中指為厥陰經循行部位，反
映循環系統和內分泌系統的健康狀況；無名指為少陽經循行部位，反
映神經系統和內分泌系統的健康狀況；小指為太陽經和少陰經循行部
位，可以反映心和小腸，腎和膀胱的病變，主要聯繫著循環系統和泌
尿生殖系統。另外，大魚際為太陰經循行部位，反映消化系統的病
變；小魚際為少陰經循行部位，反映腎功能的強弱。

　　因此，身體內部任何一個部位有無異常都可由經絡穴位傳遞到手

部，疾病的信號更會通過神經、血管和經絡反映到手掌的不同部位上來。手掌上不同部位的變化，其中特異性和規律性的改變，就是望手診病的根本依據。

在手診中，指紋和掌紋都可以作為診病的依據。指紋多用於先天遺傳病的診斷，掌紋除了可以作為先天遺傳疾病的診斷外，還可以用來診斷後天的各種疾病。

指紋是皮紋圖形在手指特定部位的表現。指紋是人們觀察最早並且研究最多、應用最廣的部分。指紋主要是根據遺傳基因形成的，所以它是不會改變的，除了刑事上將其作為鑒別個人身份的依據外，還可以用來診斷與遺傳基因有關的病症。有些皮紋研究學者，從指紋上判斷兒童的智商和行為異常、唐氏症，獲得了很多的成果。

掌紋的形成和變化與手部的神經系統和血液循環有著密切的關係。手掌是末梢神經的集中區，感覺靈敏，手的活動直接關聯著大腦的思維反應，豐富的末梢神經活動對掌紋的變化有著不可忽視的影響。手部的微循環豐富而密集，大量人體生物電資訊和非生物電資訊都聚集在手部。手部的微循環是否通暢，直接影響到掌紋的變化。除此之外，掌紋還受到經絡穴位的影響。

雖然掌紋不是按照經絡穴位來分佈的，但手部是經絡循行的集中區，所以掌紋不可避免地會受其影響。而經絡又反映著人體各個部位的健康狀況，所以掌紋的變化預示著人體健康的發展變化。

掌紋有一部分是不變的，代表家族遺傳基因的情況，有一部分是變化的，會隨著年齡、心理、職業、社會環境和身體狀況的不同而改變。掌握這種變化規律，就可以憑藉它來觀察疾病的發生與發展，起到防病診病的作用。

　　手是正常人賴以工作生活的重要「工具」，手的健康影響著我們工作的成績和生活的品質。為了避免我們的手因為便捷的高科技而受到傷害，在辦公室裡我們應該多做一些伸展身體的運動，活動關節、肌肉。同時，每隔半個鐘頭，就應該暫停工作，讓雙手休息一下。

關注雙手，聚焦美麗

　　愛護雙手就要時時保持雙手清潔。手接觸外界物體多，而且頻繁，沾染細菌的機會也最多。如果不注意手的清潔衛生，就很容易傳染疾病。為了避免因手不潔而傳染各種疾病，應養成餐前便後洗手的習慣。

　　洗手時在流水下用肥皂沖洗，最好用熱水，不但可以去污垢油膩，而且能殺滅細菌。只有經常修剪指甲，才可消除指甲裡的污垢。經常修剪指甲，可加強新陳代謝，促使人的精氣更新，這樣極有利於指甲的潤澤，筋膜的強健。

　　我們要保護好雙手的皮膚，讓雙手遠離損傷。手上雖然有很多汗腺，但它們只產生一些使表面潤滑的保護油。中老年人體質衰減，氣血不足，加之操勞損傷，手部皮膚粗糙、乾燥，所以應擦一些護膚用品，防止乾燥。有的人習慣用手或指甲作為小型工具使用，如用指甲擰螺絲、剝離標籤、刮汗垢等，這些行為對手都是有害的。做家事時應戴橡皮手套，最好戴膠皮下有能吸汗的棉襯裡手套，防止家用清潔劑等化學製品刺激及損傷。

　　我們還要經常做手部運動和按摩。上班族除了日常的工作和生活用手外，在可能的情況下應注意手部功能的活動。每日晚上或閒暇之餘，可從手指開始向上按摩，特別要活動指關節，對高齡老年人、手

指關節活動不力者，尤其重要。當然啦，讓雙手保持溫暖也是很重要的，冬天須注意防凍保溫，戴較寬鬆的手套。

按照以上的方法做，那麼，高科技給我們的手帶來的潛在威脅就會被趕出辦公室，我們也就可以正常地享受生活。

辦公室護手操

身為電腦族的你怎樣預防和治療「滑鼠手」呢？辦公室護手操不受場地和時間限制，適合在辦公室工作之餘進行，每天只需五分鐘即有明顯效果。手操動作主要訓練腕部力量和手指靈活性，來緩解肌肉持續的僵硬。千萬不要偷懶，否則「滑鼠手」很有可能會找上你。請按下面的步驟去做：

1.手掌自然舒展，以手腕為軸，按順時針和逆時針方向各轉動手腕30次。

2.手握有一定重量的水杯，首先手掌向上握水杯，做從自然下垂到向上抬起動作，然後是手掌向下握水杯，做由下到上的運動，各30次。

3.用力展開雙手的五指，每次30～60秒鐘，做2～3次。

4.吸足氣用力握拳，用力吐氣，同時急速依次伸開小指、無名指、中指、食指。左右手各做10次。

5.用一隻手的食指和拇指揉捏另一手手指，從大拇指開始，每指各做15秒鐘，平穩呼吸。

6.左手臂向右拉伸時，頸部向左拉伸，注意手臂不要過高，和胸部有一定距離，不要有壓迫感。每次保持30～40秒，再換右手臂。

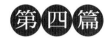

第四篇

養顏，和著時間和季節的美麗舞步

　　時間圈住了我的靈魂，纏繞著我的思緒，甚至還要拿走我們的美麗，讀一段文字，修一程心緒，讓時間和容顏講和。

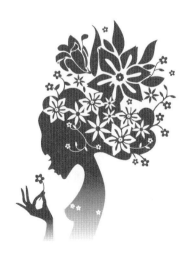

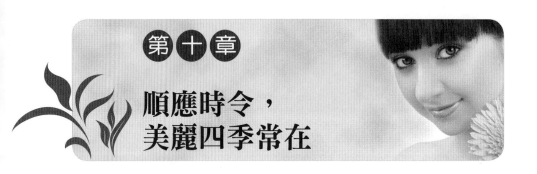

第十章

順應時令，美麗四季常在

明媚春光，喚醒肌膚的美麗之旅

《黃帝內經》中說到：「春三月，此謂發陳。」這其中的春三月，就是從立春開始算起的，到立夏為止的這三個月，而「發陳」的意思就是發芽，也可以完全從字面上理解，陳就是舊的意思。就是說在這個時段，是新陳代謝、推陳出新的時候。那就是在這個時點，我們把它作為我們美顏之旅的開始。

「春氣」於肝

春季萬物復甦，生機勃勃。一切似乎都是新的開始，如果這時候我們能發現身體裡的隱患和值得注意的地方，就能順應春的天機，完美地讓身體走過四季。

春天屬性為木，在人體就是肝經，如果未得到充分的滋養，到夏季心火就會不旺，供生長的元素就會不足。春季肝氣特別旺，過旺就

會打破身體其他臟腑的功能，肝氣又不能壓抑，就要合理的轉化和排泄它，稱為疏肝理氣。

肝氣要靠膽經來排泄，肝膽二經互為表裡。所以我們在春天時常常有口中泛苦、肩膀疼、頭疼、胸部脹痛等現象，這些都是膽經堵塞，排泄不利的表現。

有兩類人應特別注意養肝。一是過勞族。過度操勞的後果之一就是肝氣偏弱。因為長時間的工作狀態讓身體各器官血液需求量大大增加，血氣消耗很大，而肝是體內的藏血器官，疲於工作就會受損。所以過勞族首先要維護的就是肝臟。二是肝火旺的人。春天陽氣驟升，引動體內熱氣，熱性體質的人經常「肝火」旺盛，表現為易長痤瘡、怕熱出汗。這時候我們要適當地增加運動量，因為增強體質是護肝的最好辦法。鍛煉不僅可促進血流通暢，使肝有足夠的氧和營養物質供應，而且可加速新陳代謝，產生保肝作用。建議人們多走進大自然，盡情地吸收春的氣息，活動肢體，以助肝氣生發，使生命之氣從冬季的潛藏狀態下解脫出來，既能使人體氣血通暢，促進吐故納新，又可以怡情養肝，達到護肝保健之目的。

護肝「噓」字功

「噓」字功其實就是一種簡易小氣功。它依照養氣和用氣的古老健身術進行氣功鍛煉，能增強人體內部調節功能和自身的免疫力，並對肝臟產生保護作用；同時氣功可以增強人體各個系統的功能，對緩解肝炎患者的臨床症狀有積極的作用。

方法如下：

1.面朝東站立，兩腳自然分開，與肩同寬，兩膝微屈，頭正頸

直，含胸收腹，直腰拔背。兩手臂自然下垂，兩腋虛空，肘微屈，兩手掌輕靠於大腿外側。全身放鬆，兩眼睜開，平視前方。

2.採用腹式呼吸。呼氣時收腹、提肛，人體重心略向後移，腳跟著力，足趾輕微點地；吸氣時兩唇輕合，舌抵上顎，腹部隆起。呼吸要自然均勻，用鼻吸氣，用口呼氣。

3.站定放鬆，呼吸調順後，兩手緩緩上提（掌心向上），經腰上肩，過頭頂後，兩手重疊，右手掌覆在左手掌上，掌心向裡，輕壓在頭後，頭慢慢轉向右側，微向右上方仰起，上半身隨之稍微向右側轉。轉運過程中慢慢吸氣，待轉至右側，頭仰定，兩目怒睜，用力呼氣，同時發出「噓」字音。

4.吐氣之後，頭慢慢轉向左側，微向上方仰起，上半身隨之稍向左側轉，轉動過程中慢慢吸氣，待轉至左側，頭仰定，兩目怒睜，用力呼氣，同時發出「噓」字音。如此左右反復三遍，噓氣六次。此後，兩手向兩側移開，緩緩放下，自然下垂，兩手掌輕靠於大腿外側。

5.吐氣之後要調節自己的氣息，改用正常呼吸，但仍應堅持鼻納口吐，平定情緒，息心靜思，兩目微閉，兩唇輕合，舌抵上顎，上下齒輕輕相叩36次。在叩擊過程中，口中生津，用力猛嚥，以意念送至腹部丹田。噓氣後調息的目的在於補養體內正氣，促進生長。

春季養肝按摩法

穴名：太沖穴

部位：屬足肝經經脈的穴道，在足背側，第一、二趾蹠骨連接部位中。用手指沿拇趾和次趾的夾縫向上移壓，到能夠感覺到動脈的時

候就是該穴位。

主治：

1.按摩該穴位，具有平肝、理血、通絡之作用，能使頭痛，眩暈、高血壓、失眠、肝炎等症狀都得到調理和緩解。

2.長期按壓這個穴位，對月經不調、子宮出血、乳腺炎、腎臟炎、腸炎、淋病、便秘等病症，具有很好的改善和保健作用。

自我取穴按摩法：

1.正坐垂足，曲左膝，把腳舉起放在坐椅上，臀前，舉起左手，手掌朝下放在腳背上，中指彎曲，中指指尖所在的部位就是該穴。

2.用食指和中指的指尖從下往上垂直按揉，有脹、酸、痛感。

3.兩側穴位，先左後右，每次各揉按1～3分鐘。

正坐，垂足，曲左膝，舉腳置坐椅上，臀前，舉左手，手掌朝下置於腳背，彎曲中指，中指指尖所在的位置即是。

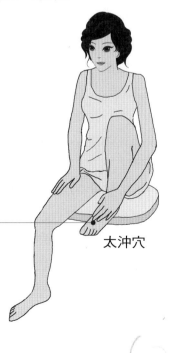

太沖穴

美麗皮膚對春天的乾燥SAY NO

《黃帝內經》在中醫學的地位就如同《聖經》，其中說得最多的不是單純的醫治方法，而是一種醫道，主張人要與自然達到和諧統一的狀態，要順應自然規律，依自然之道修養生機，治身體於未病，養容顏於未老。人在養顏與養生的時候一定要和著四季更迭的腳步。做到「春養生，夏養長，秋養收，冬養藏」。

春回大地，氣溫回升，春季將把冬季遺留下來的問題得以解決，在這同時更不宜輕視這一季的保養。因為初春時皮膚皮脂腺分泌功能尚低，冷暖溫差懸殊使肌膚無從適應，新陳代謝也較為混亂，肌膚呈不穩定狀態。而溫度的趨高低也直接影響到皮膚抵禦外界的能力。春季也是一個皮膚容易乾燥的季節，原因是由於沒有完全適應大自然氣候變化的緣故，及空氣中夾雜著花粉、灰塵等過敏源物質。

從立春起，冬季結束，春季開始。但從氣象上說，冬天還沒有完全過去，所以這個時間的氣溫變化是非常不穩定的，體內自然也陰陽二氣交戰，如果保養不得當，常常是「火」氣大勝。

初春時節陽氣與陰氣交戰導致身體積熱上火

立春開始氣候變暖，自然界陽氣萌生由弱轉強，陰氣由盛轉衰乃至消失。初生的要佔據舞臺，謝幕的還不肯退下，陽氣與陰氣交戰激烈，所以氣候變化無常，乍寒乍暖，時晴時雨。和自然界一樣，體內的陽氣隨著春暖也開始甦醒，漸成主角，如果遇到外界氣溫驟升、陽氣大盛，體內外陽氣交織，容易導致身體積熱。

　　上火的症狀包括：頭暈、口腔潰瘍、牙齦腫痛、咽喉疼痛、有口氣、臉上長痘，而且還會影響消化系統，出現小便發黃、便秘。同時，體內的火可能引來外感，患感冒、肺炎的機率增加。

　　那要怎麼「滅火」呢？措施如下：

　　1.嗓音乾啞：這時，不妨喝一點淡鹽水或者橘皮糖茶。

　　2.咽喉腫痛：嫩絲瓜搗爛擠汁，用其汁液漱口；醋加等量的水漱口可減輕疼痛；用一匙醬油漱口，1分鐘左右吐出，連續3～4次。

　　3.口氣嚴重：藿香15克洗淨，加水煎5分鐘，棄渣取汁，再將粳米50g煮成粥後，加入藿香汁食用；將藿香換成薄荷煮粥，也可以防治口氣。

　　4.痰多：桑樹皮10g，甘草、竹葉各5g，洗淨入鍋，加水適量煎服，可治清晨多痰；生薑1塊切碎，雞蛋1個，香油少許，像煎荷包蛋一樣，把薑和蛋一起用香油煎熟，趁熱吃下，每日2次。

　　5.口乾舌燥：百合、杏仁和粳米同煮，到粥煮好時，加入梨丁、枇杷丁，再拌入少許蜂蜜即可服用。

　　6.臉上冒痘痘：將芹菜、番茄、雪梨、檸檬洗淨後榨汁飲用，每日1次；或者用紅蘿蔔、芹菜、洋蔥榨汁，這些都有清熱、解毒、祛火的作用。

春天應該多吃的食物

韭菜

　　《本草綱目》中韭菜釋名：草鐘乳、起陽草。氣味：韭：辛、微酸、溫、澀、無毒；韭子：辛、甘、溫、無毒。主治：胸痹急痛（痛如錐刺，不能俯仰，自汗）。用生韭或根五斤，洗淨搗汁服。

韭菜四季常青，可終年供人食用，但以春天吃最好。韭菜是嬌嫩鮮美的起陽草，它不但是調味佳品，而且是富含營養的佳蔬良藥。春季氣候冷暖不一，需要保養陽氣，而韭菜性溫，最宜人體陽氣，常吃韭菜還可增強人體脾胃之氣。由於韭菜不易消化，故一次不應吃得太多。一般來說，胃虛有熱、下部有火、消化不良者，皆不宜多吃韭菜。

菠菜

菠菜，又名波斯菜、菠棱菜、赤根菜、菠菱等。菠菜原產於伊朗，在一千三百多年前唐貞觀二年，尼泊爾將菠菜籽作為貢品相贈。古代的阿拉伯人曾把菠菜稱為「菜中之王」。由於菠菜營養價值高，現已成為世界性蔬菜。菠菜含有較多的蛋白質，多種維生素和礦物質。

由於菠菜是一年四季都有的蔬菜，但以春季為佳，其根紅葉綠，鮮嫩異常，尤為可口。春季上市的菠菜，有解毒作用。因菠菜含草酸較多，有礙人體對鈣和鐵的吸收；吃菠菜時宜先用沸水燙軟，撈出再炒。

勁爆夏日，掀起美麗熱風

《黃帝內經》中說：「夏三月，此謂蕃秀，天地氣交，萬物華實，夜臥早起，無厭於日，使志無怒，使華英成秀，使氣得泄，若所

愛在外，此夏氣之應，養長之道也。逆之則傷心，秋為痎瘧，奉收者少，冬至重病。」

「春生」和「夏長」的聯繫是非常精密的。人們在春天裡，體內的生命細胞因天氣的溫和而開始活躍；三個月以後，自然界的陽氣已漸漸達到很多的程度，這就大大促進了萬物的「蕃秀」和「華實」。在夏天的三個月當中，人體的新陳代謝也顯得非常旺盛，這對於人體來說是非常好的現象，但如果不注重夏季的養生之道，好事也會變成壞事。因為夏天的陽氣雖然充足，但是卻容易滿溢，這樣就造成了陽氣外泄。所以，夏天最常出現的就是食欲不振。

夏季屬火，是散發的季節，如果你每天躲在冷氣房裡，那麼就違背了自然界給你的自然感覺，因為空調會打亂人體的條件機能，抑制散發。當然，我們並不是要你去太陽底下曝曬和奔跑，而是要正常地看待夏天的炎熱，該出汗的時候要出汗，不要過分壓抑自己。夏季是氣血通暢的季節，如果違背了夏季的自然之道，就傷了心。夏季主發散，主生長，散發好了，生長好了，秋冬才有收藏。

夏季可借陽氣的充足來趕走藏在身體裡的積寒，但注意不要過度使用空調使寒氣加深。夏天睡眠十分重要，寅時全身氣血重新分佈，再熬夜也不能過三點，平時晚十一點一定要睡眠。夏季由於天氣炎熱，會影響晚上的睡眠，中午的休息十分重要。夏季飲食要清淡而富含營養，多食羹，適當吃一些苦味的食物。苦夏的人要服一些祛濕健脾的中藥。

過夏小常識

1.**應時起居**。夏季宜晚睡早起，中午一定要午睡。切記不能在樓

道、屋簷下或通風口的陰涼處久坐、久臥、久睡。更不宜久用電風扇，因夏令暑熱外蒸，汗液大泄，毛孔大開，易受風寒侵襲，吹的時間過久可能會引起頭痛、腰肌勞損、面部麻痺或肌肉酸痛等。

2.合理調節飲食。夏季一般人的食欲有所減低，所以夏季應吃清淡易消化的食物，少吃油膩或煎炸的食品。其中蛋白質的攝入量要充足，最好吃些含蛋白質較高的食物，如魚、蛋、奶及豆製品等。當然新鮮蔬菜、水果更是不可缺少的。另外夏天因出汗多，身體失去大量的水和鹽分，這樣會導致血液濃縮，影響血液循環，特別是高血壓、腦血管硬化的老年患者易形成血栓。因此應注意少量多次飲水，絕不能等到口渴時再喝，但也不要過多地喝冷飲或多食霜淇淋之類的冰品。

3.不宜久洗冷水澡。老年人久洗冷水澡或在冷水中久泡，體溫會驟然下降，容易受寒，使關節疼痛，肢體麻木。

4.應注意防暑。夏季暑熱濕盛，宜防暴曬，宜降室溫，居室應儘量做到通風涼爽，早上開窗，十點前關閉，防止室外熱氣入侵。此外，家中還應備些適當的防暑藥物，以備不時之需。

夏季養生食物

1.西瓜：西瓜味甘甜、性寒，民間又叫「寒瓜」，是瓜類中清暑解渴的首選。夏天出現中暑、發熱、心煩、口渴或其他急性熱病時，均宜用西瓜進行輔助治療。

2.綠豆粥：夏天多吃粥類食品，對身體大有好處。喝粥最好喝綠豆粥，綠豆性涼，有清熱解暑的功效。用於防暑的粥還有荷葉粥、鮮藕粥、生蘆根粥、五香麥片粥等。

3.**果蔬汁**：夏天四肢倦怠時，多喝些果蔬汁是不錯的選擇。因為新鮮果蔬汁能有效為人體補充維生素以及鈣、磷、鉀、鎂等礦物質，可以增強細胞活力及腸胃功能，促進消化液分泌、消除疲勞。

4.**苦味菜**：俗話說：天熱食「苦」，勝似進補。苦味食物中含有氨基酸、苦味素、生物鹼等，具有抗菌消炎、解熱祛暑、提神醒腦、消除疲勞等多種功效。

5.**番茄**：多吃番茄可防曬，因為在番茄中含有非常多的維生素C。如果每天食用40克番茄醬，被太陽曬傷的風險將減少40％。科學家認為，這可能是番茄紅素的作用。

6.**醋**：醋在烹調中必不可少，夏季菜中放醋更是有益。夏天細菌繁殖活躍、腸道傳染病增加，此時，醋能對各種病菌有較強的殺傷作用。

7.**鴨肉**：鴨肉味甘、鹹、性涼，從中醫「熱者寒之」的治病原則看，特別適合體內有熱的人食用，如低燒、虛弱、食少、大便乾燥等病症。

🌿 靜心養氣防「情緒中暑」

情緒中暑的科學定義是：當氣溫超過35℃、日照超過12小時、濕度高於80％時，氣象條件對人體下丘腦的情緒調節中樞的影響就明顯增強，人容易情緒失控，頻繁發生摩擦或爭執的現象，叫情緒中暑，又叫夏季情感障礙症候群。

產生原因

連續的高溫，使得人們在夏季不僅會身體中暑，還會出現諸如情緒煩躁，動不動就跟人發脾氣，感覺內心烘熱，不能集中精力想問題，做什麼都提不起精神，不願與人溝通，常固執地重複一些沒有必要的動作等狀況。其實，人的情緒與外界環境有密切聯繫，當遇到持續高溫天氣和外界大環境變化時，人體這一小環境也會發生變化。一般來說，低溫環境有利於人的精神穩定，一旦溫度上升的變化幅度增大後，人的精神、情緒就會產生波動，不僅給人帶來身體上的不適應，還會對人的心理和情緒產生負面影響，以致出現情緒煩躁、愛發脾氣、記憶力下降等現象。

情緒中暑並不是什麼罕見現象，在正常人中約有16％的人在夏季會發生「情緒中暑」。每年的夏季，也就是人們脾氣最火暴的時候，常會因微不足道的小事，與家人或同事鬧意見，而自己則覺得內心烘熱，頭腦糊塗，不能安下心來思考問題，經常丟三落四忘掉事情。

造成「情緒中暑」的內因，歸根結底，還是人體對環境的適應性差。因此，在炎熱的高溫環境中，應盡可能地增加休息時間，並注意飲食調整，增加營養，重視夏季的養生之道。

既然氣溫給不了我們冷靜，那麼防止「情緒中暑」就要靠我們自身調節了。比如調整起居時間，及時補充水分和維生素、多吃開胃食品、避免吃過涼的食物等，都有利於調節自己的情緒。

而除了在心理上合理地疏導之外，飲食上的滅火工作也是非常重要的，炎熱夏天應該：

1.多吃清火的食物、多喝清火飲料，如新鮮蔬菜、水果、綠茶、啤酒、菊花露等。

2.炎熱時減少外出。保持室內通風，以散去人體周圍的熱氣及減少空氣污染，保持身心「涼快」。

3.情緒轉移。在炎熱下遇到不順心的事，不妨暫時冷靜下來聽聽音樂，做十分鐘「心情放鬆操」。

4.養成早睡早起和午休的習慣，保持充足的睡眠。

5.儘量保持平和、快樂心態；多食用苦味物質解熱祛暑，消除疲勞；心煩氣躁時可以聊天、健身等方式發洩。

《黃帝內經》說，夏三月，當「夜臥早起，無厭於日，使志無怒，使華英成秀，使氣得泄，若所愛在外」。夏日綿長，晚上可以睡晚一點，早晨要儘量早起，切勿生倦怠之感，連午睡都要儘量避免。春天、秋天和冬天都可以午睡，夏天最好別午睡，因為夏季屬火，心旺於夏季，午睡又是補心的，所以，這就是為什麼很多人夏季一覺醒來身體會特別不舒服的原因。

夏季應該多吃「苦」

很多女孩子都抗拒不了甜品的誘惑，尤其是西式甜品，但是女性吃甜食過多，會加速細胞的老化，還會催生白髮。這是因為糖屬於酸性食品，大量吃糖會使體液鹼性變成中性或弱酸性，促使細胞衰老，導致頭髮變黃變白。因此，女性要儘量少吃甜食。所以，在炎炎夏日，還是讓我們一起來吃「苦」吧。

苦味食品因苦而有味，既富有營養又有獨特的保健作用。對於每天要遭受環境污染日益嚴重和較大工作壓力的現代人來說，經常食用苦味食品，對提高身體對疾病的免疫能力尤顯重要。中醫認為，一年四季均應適當吃些苦味食物，夏令尤為適宜。下面我們就來看一下苦

味榜單吧。

1.**苦瓜**：《本草綱目》記載苦瓜能「除邪熱，解勞乏，清心明目」。苦瓜性寒味苦，有降邪熱、解疲乏、清心明目、益氣壯陽之功。鮮苦瓜泡茶飲，對中暑發熱有一定療效。現代醫學發現苦瓜內有一種活性蛋白質，能有效促進體內免疫細胞殺滅癌細胞，具有一定的抗癌作用。此外，它含有類似胰島素的物質，有顯著降低血糖的作用，如果常吃苦瓜，就能降低患糖尿病的風險。

2.**杏仁**：《本草求真》記載杏仁能發散風寒、止咳平喘、清熱解毒和通便。杏仁富含維生素A、B、C和鈣、磷、鐵等多種礦物質，能加強記憶，減輕憂鬱失眠，防止貧血，長久食用能強健體魄，潤膚駐顏，延緩衰老。杏仁中還含有苦杏仁甙，是一種天然的抗癌活性物質。

3.**絲瓜**：性味苦甘，清涼微寒，瓜肉鮮嫩，做湯或炒肉均可，具有清熱化痰的作用。

4.**苦菜**：含有豐富的維生素、礦物質、甘露醇、膽鹼、酒石酸等多種成分，有清熱、涼血、解毒等功效，對金黃色葡萄球菌、綠膿桿菌、大腸桿菌及白血病細胞有較強的抑制作用。

5.**芹菜**：性味甘苦，微寒，具有清熱利濕，平肝涼血的作用。經常食用，對咳嗽多痰、牙痛、眼腫者有很好的輔助療效。芹菜還具有降低膽固醇和血壓的作用。用鮮芹菜加水煎劑，或用鮮芹菜以開水燙後絞取其汁，食後對高血壓、冠狀動脈硬化、心臟病患者都有明顯療效。

6.**萵筍**：性味苦甘，微寒，具有清熱化痰、瀉火解毒、利氣寬胸的作用，胸膈煩熱、咳嗽痰多、脘悶食少、乳汁不通、大小便不利者

食後都有效，對兒童來說，還能有幫助長牙、換牙的作用。

7.苦丁茶：具有清熱解毒、殺菌消炎、止咳化痰、健胃消積、提神醒腦、明目益思、減肥防癌和抗輻射、活血脈、降血脂、降低膽固醇等功效，為涼肝散血、止痛消炎良藥。

吃「苦」的好處

1.苦味可促進食欲。苦味以其清新、爽口而能刺激舌頭的味蕾，啟動味覺神經，也能刺激唾液腺，增進唾液分泌；還能刺激胃液和膽汁的分泌。這一系列作用結合起來，便會增進食欲、促進消化，對增強體質、提高免疫力有益。

2.苦味可清心健腦。苦味食品泄去心中煩熱，具有清心作用，使頭腦清醒，使大腦能發揮更好的功能。

3.苦味可促進造血功能。苦味食品可使腸道內的細菌保持正常的平衡狀態，抑制有害菌、幫助有益菌，有助於腸道發揮功能，尤其是腸道和骨髓的造血功能，改善貧血狀態。

4.苦味可泄熱、排毒。中醫認為，苦味屬陰，有疏泄作用，對於由內熱過盛引發的煩躁不安有泄熱寧神之作用。泄熱、通便不僅可以退燒，還能使體內毒素隨大小便排出體外。

夏季美容湯

紅棗菊花粥

材料：紅棗50g、粳米100g、菊花15g。

做法：材料一同放入鍋內加清水適量，煮至濃稠時，放入適量紅糖調味食用。

功效：健脾補血、清肝明目，長期食用可使面部膚色紅潤，保健防病。

蓮子美容羹

材料：蓮子30g、芡實30g、薏仁米50g、桂圓肉10g、蜂蜜適量。

做法：先將蓮子、芡實、薏仁米用清水浸泡30分鐘，再將桂圓肉一同放入鍋內，用文火煮至爛熟，加蜂蜜調味食用。

功效：能消除皺紋、白嫩肌膚。

養顏茶

材料：生薑500g、紅茶250g、鹽100g、甘草150g、丁香25g、沉香25g。

做法：所有材料共搗成粗末和勻備用。每次15g～25g，清晨煎服或泡水代茶飲，每日數次。

功效：有補脾、養血、健胃、安神、解鬱之功效，久服令人容顏白嫩，皮膚細滑，皺紋減少。

銀耳櫻桃羹

材料：銀耳50g、櫻桃30g、桂花和冰糖適量。

做法：先將冰糖溶化，加入銀耳煮十分鐘左右，再加入櫻桃、桂花煮沸後食用。

功效：可以補氣養血、白嫩皮膚。

童話秋風，收穫美顏碩果

九月，天高雲淡，陽光明媚。中醫講「天氣通於肺」，最易受秋燥影響的便是肺部，肺燥除了會導致乾咳、喉乾舌燥、流鼻血等呼吸道毛病外，同時由於「肺主皮毛」，繼而令皮膚枯乾、失去彈性、搔癢和敏感。乾燥的冬季想令皮膚回復滋潤嫩滑，不妨利用中藥自製簡單的保濕面膜，將藥效帶入毛孔，不但對內臟有補益功效，又能令皮膚即時補水。只有當個人的精神和自然萬物的精神結合在一起的時候，人類的美麗和力量才能完美地展示出來。

秋季天高氣爽，清明透徹屬金，在人體是屬肺經，肺臟為嬌貴的臟腑，十分怕燥。秋燥是天地正氣，但會傷肺經，秋季要滋養肺陰。秋季時，人也要由夏季的散發狀態轉入收斂，舒緩秋天的肅殺之氣，如果違背秋季之道，會傷肺臟。

秋季在脾胃健康的情況下可食厚重的食品，特別是苦夏的人，秋季胃口開了，可以補補；可以吃一些滋潤肺陰的東西，如銀耳、百合、麥冬、梨、葡萄。秋季一是要防止感冒，外感風寒時，及時在背部刮痧，把寒氣逼走。二是平息肝火，不要內火傷肺。

按摩太沖穴

先天肺氣不足的，畏寒怕冷，氣短語低，可用艾卷灸督脈的命門，腰部的腎俞，肚臍下的關元，腎經的太溪等穴，溫經通脈滋補肺虛。按摩和針灸肺經的中府穴，可以補肺氣。

深呼吸，平靜下來，開始關注並欣賞周圍世界的沉浮，你會發

現宇宙的力量正是滋養你生命的力量。秋風一吹，臉部的皮膚問題就隨之而至：皮膚緊繃、乾燥、紅腫、乾紋等，對面部肌膚進行補水保濕，是抵抗這些敵人絕好的「金鐘罩」，也是女人養顏的頭等大事。這個季節人常常處於秋燥的狀態，容易口舌皮膚乾燥、大便燥結。多吃一些宣肺化痰、滋陰益氣的食物，如沙參、百合、川貝等，此外可以服用一些杏仁粥加牛奶，以及冰糖蓮子百合湯等。如果出現咳嗽，用川貝研粉末和梨去核隔水蒸，放些冰糖可以防止氣管病，還可以用燕窩冰糖枸杞銀耳做成羹，一般來講這個時候要養陰潤肺。

平性進補

從食補的角度講，秋分以前，整個氣候從熱向涼，溫燥為主要特點，多用相對寒涼的食物如：西瓜、梨、黃瓜等。過了秋分，整個氣候以涼燥為主，櫻桃、荔枝、石榴、核桃等可多吃一些。在整個秋天平性的食物如：芝麻、木耳、蓮子、百合、白果等都可以吃。

疾病防治

秋天裡蔬菜和水果服用適當可以預防很多時令性疾病，如蔥白、生薑、香菜可預防及治療感冒；白蘿蔔、鮮橄欖煎汁可預防白喉；荔枝可預防口腔炎、胃炎引起的口臭症；胡蘿蔔煮粥可預防頭暈等。平時應少吃或不吃魚蝦海鮮、生冷炙燴醃菜、辛辣酸鹹甘肥的食物，宜吃清淡、易消化且富含維生素的食物。

《本草綱目》中說到：「飲食者，人之命脈也。」飲食上要講究葷素搭配，全面膳食，在飲食結構上儘量做到多樣化，主張食而不偏，量不可過。

　　而在大量的食譜和菜肴中，搭配藥材烹煮，如枸杞、淮山、茯苓、黃芪、丁香、豆蔻、桂皮之類。調配得當，可提高食品保健強身和防止疾病的功效。

🔖 秋季養生四法

　　1.調起居。秋季天氣涼爽，肺氣易受秋燥的侵害，應早睡早起，加強體能鍛煉，促進血液循環，進而提高自身抵抗力；體弱者可閉目養神、靜坐、收斂，以保持肺的清肅功能，預防秋燥。

　　2.宜寧志。深秋萬物蕭瑟，落葉飄零，往往使人觸景生情，特別是中老年者有易生垂暮之感，憶起舊事，而導致情志疾病，所以中老年人應保持樂觀情緒和寬廣的心胸。

　　3.調飲食。經過酷暑炎夏，人體消耗很大，老年人適應能力較弱，特別是夏秋交替之時要注意預防痢疾。還要適當補充一些養陰防燥、滋陽潤肺之食品，如蔬菜、紅棗、蓮子、銀耳等柔潤食品，以補充人體之不足。

　　4.宜秋凍。俗話說：「一場秋雨一場寒」，秋季日夜溫差較大，不能因為這樣我們就頻繁地增減衣物，這樣容易導致感冒。

🌸 默默冬天，讓肌膚吃一季營養大餐

　　《黃帝內經》中說：有諸內必形於諸外。中國傳統醫學認為，進入冬季，隨著氣溫的下降，人體皮脂腺的分泌相應減少，面部由於

暴露在外，散熱較快，油脂也更容易揮發，皮膚血流循環不佳，趨向乾性，隨之出現緊繃感，容易出現局部皸裂的現象。加上室內空氣乾燥，皮膚又有不同程度的脫水現象，極易粗糙老化，使皺紋增加或明顯加深，皮膚的彈性會減退，整個人看上去多了幾分憔悴和蒼老。有什麼辦法讓肌膚重新變得白嫩滋潤呢？唯有「水養」最好。

冬季屬陰屬水，要藏，藏得住才保證春季的生發。冬季一定要養，要穿暖，要吃一些厚重和營養的東西，喝一些醪糟酒，大補氣血。冬季可吃一些湯劑，比如羊肉湯、牛肉湯。

冬至時要進補。冬至，陰氣到極致，一陽生。冬至前吃當歸羊肉湯，冬至後吃蟲草老鴨湯。前養陽，後養陰。

冬季的重點是補腎，補元氣，元氣藥品是補不了的，只有五穀、豆類食品可以補元氣。多煮幾次臘八粥喝，五穀、五豆俱全，入腎補精氣，可以在冬季養好腎陰。冬季多吃一些黑色食品，如：黑豆、黑芝麻、黑米，這些黑色食品都進腎經，滋補元氣。腎陽虛的可以服用一些人參、鹿茸補品。

冬季一定要收斂，澡都要少洗。泡腳則佳，泡腳一定要泡到腳腕。腳面痛為胃經有問題，大足趾痛為脾經有問題，二、三趾痛為肝經，腳跟痛一般為腎經有問題。

中醫講究互相協調和互相影響，治未病之臟器。比如肝病，肝屬木，肝火旺，木克土。肝為水生，之本治腎，以腎水滋潤木。木克土時影響胃口，養胃補肝亦可。

腎經有病，治脾胃補腎水，這些就是不治已病治未病。一定要做好疾病的預防，調理情志，調理身體，防患未然。

春夏秋冬一年四季，是自然的規律，冬季為終結，春為開始，有

終有始。秋冬養陰，春夏才會安康，春夏養陽，秋冬才會平靜。反之就要生病。

　　冬天雖然天氣冷不易口渴，但是水分的攝取還是很重要，不可忽略。飲水法能給人體內部補充水分，一定的飲水量不僅有益健康，而且能使皮膚獲得充足的水分。成人每天需水8杯左右，活動量大的人需水10～12杯。特別是晨起第一杯水，既有效地清理了胃腸道，促進了體內有毒物質的排出，又補充了一夜消耗的水分，降低了血液的濃度，增加了血液循環，使皮膚鮮亮光澤，讓您美麗生活的一日，從早晨開始。

　　水果中含水超過80％，是含水量極高的食物，不僅營養豐富、取食方便，更易消化吸收，且含熱量較其他食物是最少的，不僅補水，對美容減肥也是大有裨益。冬季首選蘋果、橙、梨、葡萄、橘子等含水量多的水果。另外，每日切幾片黃瓜或番茄敷於面部，既補充了水分又能美白，真可謂一舉兩得。

冬季護膚法

　　冬季氣候乾燥寒冷，皮膚的代謝速度減慢，皮膚調節能力減弱，這樣會導致表層肌膚更容易受到損傷。因此，冬季就更應進行全面的皮膚護理。

　　1.潔面：冬季肌膚清潔應適當，切不可過度。油性肌膚的人在夏天宜使用加強型潔膚品來清潔多油多汗的肌膚，但在冬季宜改用溫和型的潔膚產品。中、乾型肌膚可選擇親油性潔膚劑，在清除塵垢的同時，利用其油分的特點滋潤柔和乾燥的肌膚。另外，冬季洗臉次數不可過多，早晚兩次即可，否則肌膚會更緊繃乾燥。

2.去角質：當外界氣溫降低、空氣更乾燥時，皮膚的毛孔常處於收縮狀態，表皮老化角質便不易脫落。表皮變厚可以保護皮膚不至於過多喪失水分及養分，但同時也使護膚品難以被皮膚吸收，無法發揮滋潤保養的作用。因此，去除肌膚老廢角質是冬季護膚的一個重要環節。可在美容顧問或專業美容師的指導建議下購買適合自己肌膚狀況的去角質霜，每週使用1～2次。使用方法為：在晚間用溫水清潔皮膚後，將去角質霜塗於面部，避開眼周，數分鐘後將其順著皮膚紋理搓下，再用清水洗淨臉面，並輕拍柔膚水以平衡面部酸鹼度，然後擦用護膚保養品，肌膚便會感覺格外清爽透氣、滋潤舒適。

3.滋潤保濕：水分是保持肌膚健康豐腴、富有彈性的重要因素，因此，選用富含保濕因子及多種營養成分，能夠增加皮膚角質水分的滋潤保濕乳十分必要。選用滋潤保濕產品時，可結合自己的皮膚屬性加以考慮。一般而言，油性膚質者宜選用液狀的保濕護理品，這類產品透氣性強，不易引起毛孔堵塞而妨礙皮膚正常代謝。中性、乾性膚質者，宜選用保水性能好的霜膏類滋潤保濕品，以減少皮膚水分流失。夜晚是為皮膚輸入營養的最佳時機，此時宜選用富含植物油和酸性油脂的護膚保養品，讓皮膚充分吸收養分。

4.防曬：低溫、空調都會對冬日的肌膚構成威脅，然而對於日曬的危害我們同樣不能忽略。在白天的戶外，紫外線無處不在，它會破壞皮膚的纖維組織和膠原蛋白，致使肌膚鬆弛老化，並會促進黑色素的生成，使臉面晦暗、生出色斑。因此，冬季外出時亦需為肌膚塗上防曬霜或含有抗紫外線的美容產品。

5.面部按摩：按摩可以加速血液循環，加大皮膚的血流量，使皮膚升溫、毛孔擴張、排出老舊的表皮細胞。若塗用乳霜後按摩，可促

進肌膚對乳霜的吸收，提高皮膚的保濕性能。冬天，應對面部自上而下、由內向外地做幾分鐘面部按摩。不過皮膚敏感的人則宜少做或不做。

6.適度運動：經常做一些運動如跳繩、爬樓梯、健走、健身操、游泳等，能促進血液循環、加速人體新陳代謝，不僅可以有祛寒保暖、強身健體的效果，而且也會讓顏面自然而然地變得容光煥發、充滿彈性。

 ## 不讓寒冷凍住美麗

我們這裡說的冬季防寒已經是一個美容概念了，因為隨著氣候的變冷，姐妹們臉部發紅的現象往往更加嚴重，還會伴有燒灼、緊繃感、刺疼和乾燥。不論膚色深淺，皮膚看起來都有些透明而且透薄。這也就形成了難看的紅血絲。

紅血絲的現象就是臉上的毛細血管擴張後會呈現出發紅甚至發紫的現象。即使是一些輕微的運動，甚至一激動臉就紅了起來；有時候進食一些刺激性或熱量高的食物，面頰也會明顯地紅起來。發紅的同時往往還會出現輕微的搔癢、刺痛感覺，讓臉色十分不好看。

容易出現紅血絲現象的女性一般都是皮膚比較敏感、角質層比較薄的女性，她們對陽光、藥草、化妝品、氣溫等都非常敏感，導致末梢血管時緊時鬆，呈現反復淤血，造成血管迂迴擴張而形成了紅血絲，尤其是到了冬天，氣溫下降，皮膚的適應度差，紅血絲的現象就

更加嚴重。

如果想消除紅血絲的話，其實外在力量是非常薄弱的，除了正常的保暖工作之外，我們應該做的就是食補。冬季一定要學會吃暖性食物，因為它們有著讓你的身體由內而外散發熱量的功效。善加利用這些暖身食材，暖著人的胃，更暖著人的心。溫暖，在這樣的日子裡，比什麼都重要。以下介紹一些冬季暖身的食補良方：

羊肉燉蘿蔔

材料：羊肉、白蘿蔔

配料：蔥、薑、蒜、料酒、花椒、鹽、糖、香油

做法：1.將羊肉和白蘿蔔切塊備用；2.將羊肉放入開水汆燙後，撈起瀝乾；3.在加入油的熱鍋中放入蔥、薑、蒜爆香，再將羊肉放入大火快炒至顏色轉白；4.依次添加料酒、花椒、鹽、糖調味，翻炒均勻後，加入熱水用大火煮開；5.改小火煮約一小時，將蘿蔔塊倒入鍋內，將肉和蘿蔔燉爛熟時，熄火加入香油。

暖身功效：羊肉性溫，含有豐富的脂肪、蛋白質、碳水化合物、無機鹽等人體所必需的營養成分，既能禦風寒，又可補身體，是冬季驅寒和進補的佳品，經常食用對改善手腳冰冷特別有效。蘿蔔可順氣，兩種食材一起食用可以禦寒祛濕、消食順氣，特別適合乏滯的人食用。

核桃仁拌芹菜

材料：核桃仁、芹菜

配料：鹽、糖、香油、味精

做法：1.將芹菜去葉洗淨，切成3公分左右的寸段，放入開水裡燙一下，撈出，用涼水過涼，瀝去水分；2.將芹菜和洗淨的核桃仁放在盤子裡，加入適量的鹽、糖、味精、香油調拌均勻即可。

暖身功效：核桃仁中含蛋白質、脂肪以及碳水化合物，以及豐富的鈣、磷、鐵、鋅和維生素等。1000g核桃仁與大約9000g牛奶、5000g雞蛋或4000g牛肉的營養價值相當，並且有健腦的作用，兒童多食有益智力發展。

芹菜也含有豐富的鈣、鐵和維生素C，具有補鈣、補鐵的良好功效。

蝦米炒韭菜

材料：蝦米、韭菜

配料：蔥、薑、鹽

做法：1.取一小把蝦米，用清水浸泡半小時左右，撈出瀝乾；2.取鮮嫩韭菜一把洗淨，切成3公分左右的寸段；3.在加入油的熱鍋中放入蔥、薑爆香，再倒入瀝乾水的蝦米爆炒；4.炒出蝦米的香味後，倒入韭菜，鍋鏟要不停翻炒，加入適量鹽即可起鍋。

暖身功效：蝦米富含蛋白質、碳水化合物、脂肪、鈣、磷、鐵等成分，具有補腎壯陽、通暢血脈的功效，非常適合冬季畏寒的人食用。韭菜又名「壯陽草」，有健胃、壯陽的功效。蝦米和韭菜均為暖性，都具有補腎壯陽的功效，兩者合吃補益功效明顯增強，非常適合男性食用。

白果烏雞湯

材料：烏雞、白果

配料：蔥、薑、鹽、雞精

做法：1.將切好的烏雞塊，清洗乾淨放沸水中除盡血水；2.將白果去芯洗淨，放入沸水中煮熟，煮熟後撈出備用；3.將烏雞和蔥段、薑塊放入沸水鍋中，大火煮開；4.改用小火，保持水面微沸，待雞七成熟時再下白果；5.繼續用小火燉至雞軟離骨時，放入鹽、味精即可。

暖身功效：烏雞肉質細嫩，味道鮮美，含有豐富的蛋白質、維生素以及18種氨基酸和微量元素，其中菸酸、維生素E、磷、鐵、鉀、鈉的含量均高於普通肉雞，膽固醇和脂肪含量卻很低，是營養價值極高的滋補品。白果可促進血液循環，使人肌膚紅潤，但不可多食。烏雞和白果均為暖性食材，兩者合食滋陰養顏，很適合女性食用。

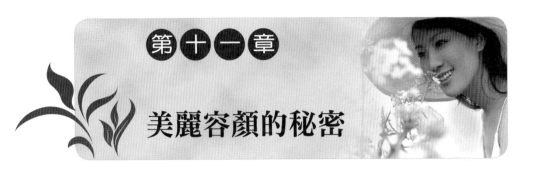

女人年輕的秘密，食物中的彩虹學問

　　一碗青翠鮮綠沙拉，一盤紅豔可人的草莓，一杯潔白如絲綢的牛奶，我們在讚嘆大自然的本性顏色之餘，是否知道其中提升健康與美麗的奧妙呢？那我們來瞭解一下其中的彩虹色階吧。

　　《黃帝內經》中說：綠色養肝、紅色補心、黃色益脾胃、白色潤肺，黑色補腎。以大家常吃的綠豆、紅豆、黃豆、白豆、黑豆為例，我們來看看豆類的功效。

　　綠豆的功效：性味甘涼，具有清熱解毒之功，入肝經。

　　紅豆的功效：性平，有清熱解毒、活血排膿，健脾益胃、利尿消腫、通氣除煩等，可治療小便不利、脾虛水腫、腳氣、黃疸等症。有促進心臟活動的功效，入心經。

　　黃豆的功效：性微寒，能活血通便、解毒祛風熱、益氣補脾，入

脾經。

白豆（飯豆）的功效：性平，有理中益氣、補腎健脾、和五臟、生精髓、止消渴、吐逆瀉痢，小便頻數，含豐富鈣質，入肺經。

黑豆的功效：性平，調中益氣，活血解毒，治消脹，下氣利水，止汗藥物，入腎經。

五色對五臟的滋養

紅色

紅色的對應臟腑部位是心。心在五行中屬火，火焰是向上升的，而心在生理上是上開竅於舌，在病變時，如果發生舌尖赤痛，面部紅赤等現象，都認為是心火上炎，所以用五行中的火，來代表五臟中的心。苦味的食物和心、小腸的關聯最大，苦味有排除燥熱的功能，所以夏天應該多吃苦味的食物。紅色的食物能作用於心，有助於減輕疲勞，令人精神倍增。

紅色蔬果的色素原具有強力抗氧化功效，可以防禦自由基、避免老化、癌症與心血管疾病的發生，比如說紅色的番茄可以很有效地預防消化系統、乳房的病變。常見紅色食物如紅豆、紅薯、胡蘿蔔、紅辣椒、紅棗、番茄、草莓等。

黃色

黃色的對應臟腑部位是脾。脾在五行中屬土，沒有脾胃的消化和吸收，人也就得不到營養而不能生存。同時，食物的消化和吸收，一日三餐和每天排泄，都有一定的規律，也就是穩定的現象，所以用五行中的土來代替五臟中的脾。黃色的食物能幫助培養開朗的心情，同時讓人集中精神。

　　黃色食物的色素原具有植物雌激素，可平衡荷爾蒙並預防與之相關的疾病，像是乳腺癌。經常食用金黃色的豆類還可以降低肺癌的發病率。而大豆類食品，如豆腐與豆漿，可以延緩衰老，讓美眉們青春常在。

　　黃色益脾胃，常見黃色食物如黃豆、牛蒡、薏米、韭黃、南瓜、蛋黃、玉米等。

綠色

　　綠色對應的臟腑部位是肝。肝屬木，中醫認為肝是解毒器官，肝支配著全身肌肉及關節，眼睛與肝也有密切關係。

　　在五行中發現酸味與肝膽之間的關聯最大，它能作用於肝膽，能控制經絡，酸味有使身體收縮的功能，讓身體不太油膩。

　　綠色蔬菜的色素原不僅可以強化免疫系統，還是促使肌膚健康美麗的重要因素，常見的綠色食物有菠菜、綠花椰菜、青椒、韭菜等。

白色

　　白色與肺對應，故而白色食物有養肺的功效。白色食物做法不同，功效也不同。如白梨生吃可清

肺熱、去實火，而熟吃主要養肺陰、清虛火；白蘿蔔生吃能清肺熱、止咳嗽，熟吃能潤肺化痰；蓮藕生吃能清熱潤肺，熟吃可滋陰補肺。

利用白色食物養肺要根據自身情況採用恰當做法。白色食物性偏寒涼，生吃容易傷脾胃，對於脾胃虛寒（表現為腹脹、腹瀉、喜食熱、怕冷等）的人來說，將其煮熟後吃可減輕它的寒涼之性，既養肺又不傷脾胃。此外，由於每種白色食物都具有不同的養肺功效，若把幾種搭配在一起吃，往往能收到更好的養肺效果。

常見白色食品如冬瓜、梨、白蘿蔔、銀耳、百合、茭白、蓮藕、米麵、豆腐、花菜、淮山等。

黑色

五色中的黑色與五臟中的腎臟相對應，腎在五行中屬水，水的特點是向下行的，而人體每天喝進去的水分，通過身體而下，最後經膀胱排出，排泄水分的功能是由腎臟領導的，但若腎臟發生病變，則小便失常，腎儲存精氣，水分與骨骼、毛髮發育有關。

黑色的食物可入腎，有補腎的作用，因此，患有慢性腎炎等腎臟疾病者，可以適當增加一些黑色食物的攝入。常見黑色食物如黑豆、黑米、黑芝麻、黑木耳、核桃（不是黑色，但是是補腎的食物）、紫菜、海帶（也是潤肺食物）等。

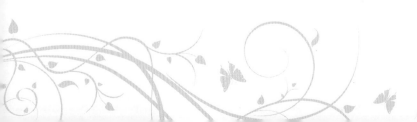

🌿 飲食無規律，自然無美顏

上班族為了趕時間或者加班，飲食大多毫無規律可言。其實，世間萬物都在規律中運行，如果不遵照人體的生理規律，健康就會被損害。

你可能有這樣的疑惑：雖然週末經常去健身房流汗，每天服用大量的維生素、保健品，但是疲勞和乏力這些症狀還是如影隨形。其實，這些現象正是疾病的先兆。

胃和人體內其他器官一樣，需要有規律地工作。胃的活動，包括蠕動、分泌胃液等都是有節奏的。當飲食不規律時，比如飲食不定時、不定量，饑一頓、飽一頓等，就會引起消化道的運動和分泌機能失調，使胃酸分泌和蠕動活動出現不協調，日積月累就會導致相應的胃部疾病產生。

🖋 健康處方

一旦因為無規律的飲食患上胃部疾病，除按醫生提供的藥方服藥以外，還可以服用蜂膠。蜂膠是治療胃腸道疾病的良藥。

如果因為胃部有病而服用抗生素類藥物，會使消化道內的「有益細菌」和「致病細菌」一概摧毀，長期服用，消化道的菌群就會失調。而蜂膠在消化道中就「溫柔得多」，會一邊清除致病細菌，一邊呵護有益細菌，使菌群不至於出現失調現象。這樣，既能治療胃病，又不影響消化道，正是一舉兩得的好辦法。

防護指南

古人認為：「飲食有節，度百歲乃去。」反映出古人對控制飲食重要性的認識。「節」即節制、控制。古人還認為：「五味調和，不可偏勝。」食物中有「寒熱溫涼」之四氣和「酸苦甘辛鹹」五味之分。五味各有所人，各走其所喜之臟，各有所禁，也傷五臟。利用五味偏性調和飲食，平衡陰陽，以適應人體氣血臟腑陰陽盛衰的變化，若五味失調，易傷五臟而患病。「酸傷筋，苦傷骨，甘不益肉，辛多壞氣，鹹促人壽」則說明了調和五味的利害關係。

均衡飲食首先要注重早餐。正常早餐應該包括一杯熱飲、一份乳製品、一個水果和穀物食品。人體一天中所需能量的20％～25％都要依靠早餐來提供。不吃早餐，起床兩三個小時以後會引起低血糖，導致疲勞、頭疼、極度饑餓等。

其次，要留出午餐時間。最好讓自己得到真正的休息，即使很短（至少20分鐘），也一定要避免在壓力之下就餐。午餐最好是富含蛋白質的食品（火腿、蛋等），加上一份乳製品和一個水果。即使你非常忙，吃飯的時候也要注意細嚼慢嚥，因為唾液可以幫助消化。

另外，還要經常喝水，每天至少飲用1500cc。可能的話，務必要限制飲用含糖飲料和咖啡，咖啡飲用過多會導致注意力下降，壓力增加，心跳加快，血壓升高，並且由於其利尿功能，會導致水分流失。

食療百寶箱

以下三種食療方法都對防治胃病有顯著效果，大家不妨試試：

1.紅茶5g，放入保溫杯中，以沸水沖泡。悶蓋10分鐘後，調入適

量的蜂蜜與紅糖，趁熱飯前服用，每日3次，適用於胃、十二指腸潰瘍病。

2.鮮藕汁一小杯，加水煮沸，加適量三七粉與生雞蛋1個，調勻成湯，可加少量鹽和油佐餐，每天2次；鮮白蘿蔔500g，洗淨切成丁，放入沸水煮熟撈出，晾乾再放鍋內加蜂蜜150g，以小火煮沸，調勻冷卻後食之。適用於慢性胃炎、腹脹、反胃、嘔吐等。

3.秋梨洗淨去皮核，白藕去節，兩味等量切碎、壓汁，代茶飲用；生薑10g切絲、烏梅肉30g剪碎、綠茶5g，以沸水沖泡，加蓋浸泡半小時，再加適量紅糖，趁熱服用。適用於慢性潰瘍性結腸炎。

腸胃保健操

在儘量使飲食變得有規律的同時，大家還應該掌握一些對胃腸的按摩手法，幫助消化吸收，促進胃腸的健康。下面介紹的按摩方法可以疏通經絡，調和氣血，強健脾胃，使腸胃有通暢和舒服之感。

1.每天早上起床和晚上睡覺前各按摩腸胃一次，躺著或站著都行，按摩時全身放鬆，以臍為中心，手掌以順時針方向和逆時針方向各按摩50次，用力由輕到重，穩而持續，速度先緩慢再稍快些。

2.經常做腰腹部的自我按摩，加強腸胃道的功能。按摩時以順時針方向，輕輕由肚臍開始向左推到左上腹、左中腹、左下腹，然後向右推，推到右下腹、右中腹、右上腹到肚臍。一天做一次，一次20分鐘。

指尖的美麗鋼琴曲，
向浮腫臉SAY GOODBYE

　　當你懊惱早晨起來看見浮腫難看的臉的時候，何不享受一下在臉頰上來一段鋼琴曲呢？你可以一邊躺著，聽著舒緩的音樂，自己的一雙手彷彿附上了巴哈的靈魂，和著音樂在臉上按摩。既聽不到拍打肌肉的聲音，更聽不到扭動關節的聲音。彷彿手下的每一寸皮膚，每一塊肌肉都是瓷做的，水做的，每一個動作都抱有對美麗的無限虔誠。

　　Music……按摩開始吧。

簡易按摩法

1.用大拇指輕輕按壓住下巴內側，其餘的四個手指按住下頜骨，邊感覺邊按摩。

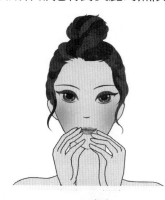

2.如圖所示，根據臉部輪廓，從下巴慢慢移動到耳朵根部。

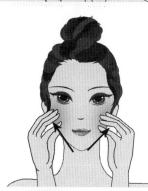

3.在耳朵後面淋巴結的位置上，打開雙手，大拇指和食指以V字形夾在耳朵後面做按摩。

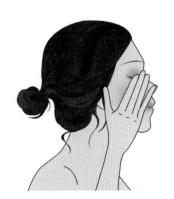

4.用整個手掌包覆住臉，手指朝向太陽穴的方向，不斷拉伸嘴角的皮膚。

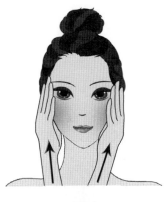

5.雙手在腮部用力向上拉皮膚，同時有意識地想著「往上提」，這樣按摩的效果會更好。

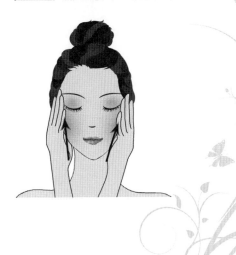

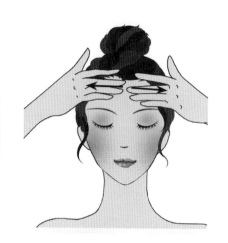

6.用手指按摩至放鬆之
後，再用雙手分別向兩
側太陽穴的方向舒展至
額頭上。

中醫「摩」法

穴名：目窗穴

部位：這個穴位在人體的頭部，當前髮際上1.5寸，頭正中線旁開2.25寸處。

主治：經常按摩這個穴位，對頭痛、目眩、目赤腫痛、遠視、近視、面部浮腫、上齒齲腫、小兒驚癇，具有非常明顯的療效。

自我取穴按摩法：

1.端坐在桌子旁邊，略微低頭，臂肘放在桌子上，手掌心朝內，小指平貼在髮際處，中指所在的部位就是這個穴位。

2.用食指和中指輕輕按揉穴位。

3.左右兩側穴位，每天早晚各按揉一次，每次大約按揉1～3分鐘，或者兩側穴位同時按揉。

「五官」迷戀維生素

　　我們在對著鏡子梳妝描化的時候，是否聽到了五官真正的心聲，擦掉眉粉，抹掉唇膏，摘下耳環，聽聽赤裸裸的五官到底需要什麼吧！

　　是的，她們需要維生素。

眼睛，維生素A

　　眼睛最喜歡哪種維生素？要想有明亮的眼睛，姐妹們就要時常為自己補充維生素A。維生素A是由胡蘿蔔素演變而來的，而維生素A具有維持上皮組織的形態和功能的效果，並與淚液和黏液的正常分泌息息相關。如果缺乏維生素A就會引起乾眼症、夜盲症及角膜軟化症等，嚴重可導致失明。而長期佩戴隱形眼鏡的姐妹們平常更應該補充維生素A。

耳朵，維生素B$_{12}$

　　耳朵需要的維生素B$_{12}$，我們大多可以在食物中攝取，但是吸收不好仍會讓一部分人缺乏維生素B$_{12}$，有些姐妹們為了節食瘦身而從來不吃肉類、蛋類和乳製品。而維生素B$_{12}$恰恰就存在於動物性的食物當中。聽力常常因年老或受到雜訊、疾病、藥物影響而導致減退。近代醫學研究發現，常吃下列的食物，有助於恢復和保持良好的聽力，如胡蘿蔔、南瓜、番茄、雞蛋、萵苣、橘子等，能給內耳的感覺細胞和中耳上皮細胞提供營養，增強耳細胞活力。

耳動脈中如果鎂元素缺乏會影響耳動脈功能，導致聽力損害，要多吃紅棗、核桃、芝麻、香蕉、鳳梨、芥菜、菠菜、海帶、紫菜和雜糧等。維生素D和鈣既可保持鼓室內的小骨骼，增強耳骨，避免骨質疏鬆一樣的耳硬化症，又可淨化耳動脈，提高耳功能，食物來源為骨頭湯、脫脂奶、鈣片等。

鼻子，維生素K

我們對於維生素K的認識還不多，維生素K能控制血液凝結。維生素K是凝血蛋白在肝內合成必不可少的物質。如果身體缺乏維生素K就可能經常流鼻血，另外一個有趣的現象是，如果你鼻子不夠挺拔，也許是缺乏維生素K的關係。

維生素K_2只存在於肉類、乳製品和蛋黃等動物性食品裡。由於脂肪和卵磷脂有利於維生素K的吸收，因此人體對維生素K_2的吸收要比維生素K_1容易些。

醒鼻按摩法

《甲乙經》云：「鼻鼽不利，窒洞氣塞，喎僻多涕，鼽衄有癰，迎香主之；」《聖惠方》曰：「鼻息不聞香臭，偏風面癢及面浮腫，」這說的是迎香穴的作用。鼻塞、流鼻涕、打噴嚏，鼻頭紅腫得如同小丑一般，這都令人感到懊惱。如果能夠多按摩鼻翼兩側的迎香穴，就能提升肺衛之氣，產生預防肺病的作用。

穴名：迎香穴

部位：屬手大腸經脈的穴道，在鼻翼外緣中點旁、當鼻唇溝中間。

主治：

1.經常按壓迎香穴，能夠治療各種鼻症，如鼻腔閉塞、嗅覺減退、鼻瘡、鼻內有息肉、鼻炎、鼻塞、鼻出血等。

2.按壓迎香穴，對口歪、面癢等也有一定療效。

3.在中醫臨床中，還利用此穴位治療面部神經麻痺或痙攣、面部癢腫、面部組織炎、喘息、唇腫痛等。

4.配印堂穴、合谷穴，主治急慢性鼻炎；配四白穴、地倉穴治療面部神經麻痺、面肌痙攣。

自我取穴按摩法：

1.正坐或仰臥，雙手輕握拳，食指中指併攏伸直，中指指尖貼鼻翼兩側，食指指尖所在的位置即是。

2.用食指的指腹垂直按壓穴位，有酸麻感。

3.也可單手拇指與食指彎曲，直接垂直按壓穴位。

4.每天早晚各按一次，每次大約按壓1～3分鐘。

正坐，雙手輕握，食指中指併攏，中指指尖貼鼻翼兩側，食指指尖所在的位置即是。

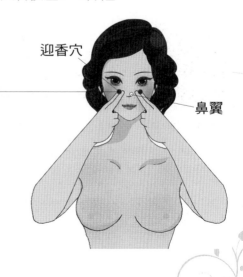

迎香穴

鼻翼

嘴唇，維生素B₂

秋天一到，大多數人的嘴唇就開始乾裂，再多的滋潤產品也只是表面功夫。這其中的根本原因就是因為我們身體缺乏維生素B₂。經常被口腔潰瘍所困擾的姐妹們也是因為這個原因。

缺乏維生素B₂會影響生物氧化，舌炎、眼結膜炎、角膜炎大多是因為缺乏維生素B₂導致的。食物中以動物肝維生素B₂的含量較高，其次就是奶製品、禽蛋類、豆類以及穀類。

以下介紹兩款讓你「唇唇欲動」的方法：

1.一匙蜂蜜、一匙牛奶、一匙麥片混合攪勻，然後用棉花棒蘸了塗嘴唇。油亮亮的，跟塗了無色唇彩一樣哦！20分鐘後洗淨就好。剩下的可以存放冰箱，下次再用。連續塗一個星期後，嘴唇會有自然光澤。

2.用喝剩的優酪乳（只需要很少）再加一到兩滴檸檬汁混合攪拌，然後用棉花棒均勻塗抹在嘴唇上，用保鮮膜將嘴唇包好，大概15分鐘後用清水洗淨即可。15天做三次，保證你的雙唇水潤。

眉毛，維生素E

中醫認為，眉毛屬於足太陽膀胱經，它依靠足太陽經的血氣而盛衰。注重保養的姐妹們一定知道，維生素E可以讓你的眉毛和睫毛長得更加濃密。其實，維生素E的效果還不僅如此，對於眉型長得不好的姐妹們來說，拔眉毛基本是每星期一次，如果你在拔完眉毛之後敷上維生素E的話，就會防止因為拔眉毛而留下難看的疤痕。

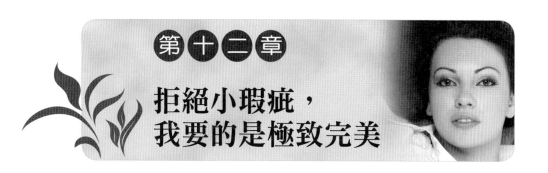

第十二章

拒絕小瑕疵，
我要的是極致完美

拒絕「斑斑駁駁」的歲月

《黃帝內經》的「臟象學說」中關於美顏的問題就提到要「養於內、美於外」，意思是，若臟腑功能失調，氣血不順、精氣不足、陰陽失調，膚色就容易暗沉，易產生色斑，皮膚也會變得鬆弛。針對每個女人都會遇到的這個問題，《黃帝內經》中自有辦法。其實通過全身調理而達到的美白目的，不僅美白肌膚，更能調節內分泌等一系列關於女人的潛伏性症狀。說了那麼多，是希望姐妹們注意，選擇美白方式的時候切忌盲目，由內而外的營養嫩白才是我們終身的追求。

《本草綱目》中有九方：

方一：治面黑：女菀（白菀）同鉛丹研成末，用酒服，男女二十日，黑從大便出。

方二：治雀斑：蜂子（王蟲）炒食或將蜂子浸酒塗面，祛雀斑面皰，令悅白。

方三：鸕鷀骨燒研成末，同白芷末、豬脂和，夜塗旦洗除雀斑。

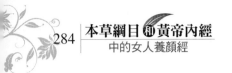

方四：桃花、冬瓜仁（生白瓜子）各半，研末蜜調夜塗雀斑。

方五：酒漬桃花飲之，除百疾，益顏色。

方六：以酒二升，同羚羊膽煮三沸，塗雀斑，四五次。

方七：除面上斑：乾木耳研成末，每食後熱湯服一錢，一月癒。

方八：洗面上黑子：香菜及根煮水，天天洗面，令悅白除黑子。

方九：雞蛋清用酒浸之，密封七天取出，每夜塗面，祛斑祛黑。

上面是藥方任務，那麼我們日常中的「抗斑」行為應該有哪些呢？

首要任務是要做好防曬功夫。塗防曬產品時，除了頸項的前方外，頸的兩旁、後方和鎖骨位置也應該照顧到，因為這些都是容易被陽光灼傷的地方。

其次，頸部也需要及時清除老廢角質，避免形成色素沉澱，除了每天選擇性質溫和的潔面乳或沐浴乳清潔外，每週進行一到兩次深層清潔，使用具有溫和磨砂功效的去角質乳輕輕按摩頸部皮膚，幫助老廢角質脫落非常有效。

中醫對於色斑還有其他的分類與認識：

1.精血不足，不能上榮於面。

2.氣血痰淤、積滯皮下，而致色素沉著。

3.肝鬱氣滯、鬱久化熱、灼傷陰血，而致顏面氣血失和。

4.脾虛生濕、濕熱蘊結，上蒸於面所致。

5.沖任起胞宮，終上行至面。

6.肝鬱血滯傷沖任，氣血不能上榮於面。

此外，還有很多不同的認知，但不論為何種情況，都不外乎：虛、瘀、濕，並與「肝」密切相關。也就是說，色斑的形成和病因與

身體部分功能的下降、氣血流通不暢、毒素積存體內及與情緒等密切相關。

下面就來介紹幾種祛斑食品。

黃瓜

黃瓜水分多，含有一定的維生素，是可以美容的瓜菜，維生素C的含量比西瓜高5倍，能美白肌膚，保持肌膚彈性，抑制黑色素的形成，被稱為「廚房裡的美容劑」。經常食用或貼在皮膚上可有效地對抗皮膚老化，減少皺紋的產生。黃瓜所含的黃瓜酸，能促進人體的新陳代謝，排出毒素。

蘿蔔

蘿蔔的含水量高，熱量低，富含膳食纖維、鈣、磷和鐵，維生素C和葉酸。白蘿蔔可抑制黑色素形成，使皮膚白淨細膩；蘿蔔中的維生素C能促進皮膚和細胞間膠原蛋白的生成，可減少皺紋的生成。另外，腸道內大腸桿菌會分解蛋白質產生有毒的氨類物質，吸入血液後加速人體老化，而白蘿蔔可抑制這種不利因素，有養顏益血的作用。其富含的纖維素又容易讓人產生飽脹感，也是減肥佳品，不過不要在吃了蘿蔔後去曬太陽，會起反效果。

銀耳

富含天然的植物性膠質，加上它滋陰的作用，長期服用可以潤膚，並有祛除臉部雀斑，黃褐斑的功效。銀耳含有豐富的維生素D，對生長發育十分有效，還能防止鈣的流失。

豆芽

豆芽在發芽的過程中，維生素C會大量的增多，還有原豆中所含有的植物性蛋白質及維生素B族及鈣、磷等物質，黃豆芽對面部的雀斑有

很好的淡化作用，綠豆芽裡含有核黃素，口腔有潰瘍的人適合食用。

芹菜

芹菜熱量低，水分含量高，鉀含量豐富。芹菜的卡路里很低，含有很多粗纖維，屬於鹼性的食物，芹菜的綠莖裡含有豐富的維生素A及維生素C，還含有氯、鈉、鉀和鎂。鈉有保持青春活力的效果，也能使肌肉保持彈性和柔軟，芹菜汁還有降血糖的作用。常吃芹菜，能中和尿酸和體內的酸性物質，對預防痛風有很好的效果。

絲瓜

絲瓜中含防止皮膚老化的維生素B_1，增白皮膚的維生素C等成分，能保護皮膚，是消雀斑、增白、去皺紋不可多得的天然美容劑。長期食用或用絲瓜液擦臉，還能使皮膚變得光滑、細膩，具有抗皺消炎，預防、消除痤瘡及黑色素沉著的特殊功效，故絲瓜汁有「美人水」之稱。

豌豆

豌豆裡富含維生素A，維生素A有潤澤皮膚的作用，豌豆莢和豆苗的嫩葉裡含有維生素C，它具有能分解體內亞硝胺的酶，具有抗癌的作用。

大白菜

大白菜含水量好，含維生素A、鉀及鐵。有養顏和護膚的效果。白菜能幫助分解和乳腺癌相關的雌激素，能養胃生津，利尿通便，清熱解毒，除煩解渴。

番茄

番茄含有豐富的胡蘿蔔素，維生素B和維生素C，尤其是維生素P的含量居蔬菜之冠，多吃番茄具有抗衰老、祛除斑痕，使皮膚保持白

皙。此外，番茄還可以利尿，腎炎病人也宜食用。

 找到身體的死角，美麗一絲不苟

　　我們的身體裡也有角落。之所以被稱為角落，實在是因為我們平時疏於管理。而角落另外一個概念就是一個未知的爆發點，尤其是潛藏在我們身體裡的那些角落，總有一天要集體向我們發起挑戰，因為它們得到的關愛實在是太少了。

　　細菌、黴菌在生活中無處不在，一旦有機會，就在人體某個濕潤、溫暖的角落大量繁殖，比如說，它們可以在陰道、皮膚表面、胃腸道、指甲內等地方大量繁殖，引起各種疾病。身體很多位置是我們容易忽略的，你知道是哪些位置嗎？又該如何滋潤這些位置？

死角一：眉心
症狀：脫皮

原因：位於臉部T區的中心，最容易油水失衡，而且因為塗保養品時要避開眼周，所以經常連帶著也被避開了，容易缺水脫皮。

解決方法：避開眼周塗抹臉霜時，別忘了塗眉心和眉毛，尤其是眉心可以重複塗抹幾遍。

死角二：耳朵背後
　　耳後這個地方用處多，卻被關心得少。做化妝品過敏測試時要用

到它，疏通淋巴系統時要按摩到它，但清潔和保養的時候卻很少想起它。

原因：皮膚非常敏感，初次試用化妝品時也是塗在這個地方來測試皮膚是否過敏，容易乾燥而拉緊面部肌膚產生不適感。

解決方法：塗抹完臉部之後，別忘了在耳朵部位點上一些保濕霜，雙手輕輕按摩，還有助於放鬆神經。

死角三：鼻翼

雖然在臉部正中，可它處於鼻子的「陰影」之下。照鏡子的時候常常看見鼻子兩側與法令紋相接的部位紅紅的，或者呈晦暗狀，正是因為這個部位容易堆積外部污染物和死皮。

原因：全身皮脂腺最密集的部位，即使是乾燥肌膚也會在這個部位分泌油脂，在冬天反而因為護理過度而乾燥。

解決方法：可以減少做鼻膜的次數，覺得太油的話就使用比臉頰更清爽的面霜。

死角四：眼角

症狀：起皺

原因：要想看透一個人的生理年齡，就看她的眼睛，可見這個部位的皮膚有多麼弱不禁風，最容易受外界影響而變得乾燥生出皺紋。

解決方法：選對眼霜很重要，按摩的時候用雙手的無名指，無名指的力度輕最適合按摩眼部。每週做重點護理的時候別忘了敷一次眼膜。

防止眼角魚尾紋的方法：首先要保持愉快的情緒，不要苦惱和

憂愁，防止皺眉和哭泣引起魚尾紋；其次，要糾正日常生活中的壞習慣，如有人愛瞇縫眼看東西，躺著看書報，擠眉弄眼，用髒手揉眼睛等，都易使眼睛發生毛病，出現魚尾紋，應加以克制；第三，用鮮奶、蜂蜜各等份，調成稀糊狀，在眼角易出現皺紋的地方塗抹，塗抹後按摩5分鐘，停30分鐘後洗去，每晚一次。

死角五：頸脖

症狀：粗糙

原因：和眼睛一樣，脖子也是透露年齡的一個重要部位，這裡皮膚連接面部和身體，非常關鍵和特殊。

解決方法：用專為脖子肌膚研製的頸霜，塗抹手法是由下而上，長期按摩還能防止脖子產生橫紋和皮膚鬆弛。

秋季美頸護理按摩不僅能夠舒解疲勞，還能幫助頸部的血液循環，促進皮膚的新陳代謝，可令頸部皮膚緊緻，提升頸部輪廓，減少頸部皺紋的產生。不過由於頸部皮膚的膚質薄、彈性差，按摩時動作一定要輕柔，力度適中，否則將會有適得其反的作用。

死角六：各個關節

症狀：皸裂

原因：它們經常進行屈伸動作，皮膚比身體其他地方更粗糙厚實，縱橫紋路也更深。加上容易與衣服產生摩擦而影響皮膚的正常呼吸而變得乾燥。

解決方法：選擇好的身體保濕霜，重點塗抹，反復幾次並輕輕按摩，能加強血液循環。而洗手、洗腳、洗臉時，要盡量少用肥皂或

藥皂，因為皮膚表面的油脂是保護皮膚的，油脂洗滌得太徹底，皮膚
就容易乾燥及開裂。冷天還應適當減少洗手腳的次數。洗後要立即擦
乾，並塗擦油脂，讓皮膚保持滋潤。

死角七：小腿

症狀：起屑

原因：小腿脛骨處的皮膚是全身皮脂分泌最少的部位，往往皮膚
沒有大問題的人在冬天也會覺得這處的肌膚乾燥、搔癢，產生皮屑還
容易過敏。

解決方法：洗完澡後趁著浴室的霧氣提供給皮膚水分，及時塗上
身體保濕霜，能鎖住水分。平時皮膚乾燥搔癢時也要及時塗抹。

痘痕，女人永遠的陰影

痘痘其實並不可怕，因為痘痘並不是我們臉上的長久「住客」，
但是最讓女人心悸的就是痘痘走了之後留下的痘痕，如果處理不當，
難看的痘痕很可能一輩子都跟著我們，揮之不去。

那麼，我們到底應該怎樣對付這些難纏的痘痕呢？

首先以預防為主，除了正確治療和護養以外，紅腫發炎期間千萬
不要自己去擠。大多數情況嚴重的痘痕都跟當初自己隨意擠壓有關。
未經消毒的皮膚和手指器械、不專業的手法、誤判痘痘的程度，很容
易在擠壓痘痘的時候傷及真皮層，留下的凹洞和色斑是終身消除不去

的遺憾。

　　凹洞：一旦當初擠壓不當傷及真皮層，形成的皮膚凹洞實際上是一種輕微的疤痕，是永久性的。不要冀望某款護膚品可以幫助你填平這些凹洞。

　　痘印：通常痘痘平復了以後都會有深紅或者淡紅色的痘印，幾天以後你發現顏色越來越深，成了黑色或者深褐色才驚慌起來，這時候色素已經沉著到真皮層了，也很難有哪款護膚品能妙手回春徹底去除這些疤痕。

　　青春痘印跡、疤痕是青春痘的產物，很多朋友在痘痘不斷叢生的前提下，忙著尋找各種清除痘印的絕招秘方，在臉上不斷演練，這樣對本來就脆弱的面部環境更是有害無益，有時還會引發更多痘痘新生或是造成皮膚損傷。

疤痕和痘印修復

　　1.蛋白+珍珠粉去痘印法：取一個生雞蛋的蛋白，並和10g左右量的藥用珍珠粉相混合。按照塗水洗面膜的方法，避開眼部和唇部，均勻塗在臉上。儘量塗厚一點，不然會很快乾掉，15～20分鐘後洗掉。一個星期做兩次就好。

　　2.珍珠粉+優酪乳去痘印法：同上述的方法，這個方法要長期執行，並且珍珠粉不要放得太多，不然會容易堵塞毛孔。優酪乳儘量取低脂或者脫脂，避免養分過多產生脂肪粒。

　　3.海藻面膜去痘印法：這個方法真是超級好用又實惠，只要到化妝品店買一袋海藻顆粒面膜，用水調和一下，非常方便。每兩天做一次即可。

4.**蘋果消痘貼**：如果你的肌膚上有痘痘或是痘痘印，那麼這種處理方法再簡單不過了。一周使用兩次就好，選新鮮的蘋果為佳，切片，貼在痘印上。

痘痘發炎後，血管會擴張，但是消下去後血管並不會馬上縮下去，就形成了一個平平紅紅的暫時性紅斑。一般來說，通常這樣的紅斑平均來說約半年左右會自動消失。但是發炎後的色素沉澱會使長過紅痘痘的地方留下黑黑髒髒的顏色。這些顏色會慢慢自行消失。

當痘痘發炎太強傷及真皮的膠原蛋白太多時，就有可能因為真皮層的塌陷而留下凹洞。凹洞一旦生成就不會自動消失。這其中的原因是：痘痘族們真皮層的纖維母細胞太過活躍，如果真皮因發炎受傷後的下場不是凹下去，反而是凸起來，就會變成肥厚的蟹足腫。

去痘痕面膜DIY

蜜糖蛋白面膜

材料：半茶匙天然鹽，一個雞蛋的蛋白及一湯匙蜜糖。

做法：把蛋白和鹽攪拌至起泡，再倒入蜜糖攪拌。

敷面法：清潔面部後才敷上，但須避免觸及眼和唇部四周。敷1～2分鐘，待蛋白乾透後用溫水潔面，再用冷水多洗一次，然後擦乾。

蜂蜜雙仁面膜

冬瓜仁內含脂肪油酸、瓜胺酸等成分，有淡印的功效。桃仁有豐富的維生素E、維生素B_6，不僅幫助肌膚抗氧化，還能減少紫外線的傷害。蜂蜜的保濕效果，讓面膜的效果更好。

做法：將冬瓜子仁、桃仁曬乾後磨成細粉，加入適量蜂蜜混合成黏稠的膏狀。每晚睡覺前塗在痘印上，第二天早晨洗淨。敷三個星期後，痘印會逐漸變淡。治療時要注意防曬。

紅酒蜂蜜面膜

紅酒中的葡萄酒酸就是果酸，能夠促進角質新陳代謝，淡化色素，讓皮膚更白皙、光滑。蜂蜜具有保濕和滋養的功能。容易對酒精過敏的人，要加以注意。

做法：將一小杯紅酒加2～3匙蜂蜜調至濃稠的狀態後，均勻地敷在臉上，八分乾之後，用溫水沖洗乾淨。

美白補水面膜

做法：用牛奶浸泡面膜紙敷臉，可以淡化痘印，還可以做曬後修復。敷15分鐘就行了，不過牛奶最好是脫脂的，免得長脂肪粒哦。

🌿 不能讓鼻頭再衝鋒陷陣了

鼻尖是我們最先和他人見面的身體部位。有學者針對「迎面走來的一個女孩如何吸引你的注意力？」的話題展開討論，結論是這樣的，遠遠地進入眼簾的是她娉婷的身姿，等走到面前時，你的目光首先定位在她的鼻子。可見鼻子是顏面之王，一個秀美的鼻頭對姐妹們實在是太重要了。所以，千萬不要再讓我們的鼻頭衝鋒陷陣了。

《黃帝內經》中說：「肝熱病者左頰先赤，心熱病者顏先赤，脾熱病者鼻先赤，肺熱病者右頰先赤，腎熱病者頤先赤，病雖未發，見赤色者刺之，名曰治未病。」即熱邪侵犯人體五臟時在體表表現出徵兆的部位，其中就有鼻頭。

脾怕濕，濕熱太盛時會在鼻頭上起反應。季節上，與脾土相對的正是長夏，所以黑頭粉刺在夏天的時候最為囂張。黑頭粉刺主要是由皮脂、細胞屑和細菌組成的一種「栓」樣物，阻塞在毛囊開口處而形成的。加上空氣中的塵埃、污垢和氧化作用，使其接觸空氣的一頭逐漸變黑，所以得了這麼一個不太雅致的稱號——黑頭粉刺。

黑頭粉刺是硬化油脂阻塞物，通常出現在顏面的額頭、鼻子等部位，當油脂腺受到過分刺激，毛孔充滿多餘的油脂而造成阻塞時，在鼻頭及其周圍部分，經常會有油膩的感覺。這些油脂最終會硬化，經氧化後成為黑色的小點，這些小點即是黑頭粉刺。

鼻子的功能主要有兩個：一個是主肺司呼吸，另一個就是主脾主運化。所以，從根本上減緩黑頭粉刺就要除脾濕。

《千金方》中說：「陰陵泉、關元，主寒熱不節，腎病不可俯仰，氣癃尿黃；陰陵泉、陽陵泉，主失禁遺尿不自知；陰陵泉、隱白，主胸中熱，暴泄。」《百世賦》中說：「陰陵、水分，去水腫之臍盈。」《大成》中說：「霍亂，陰陵泉、承山、解溪、太白。」在這些古典醫書裡面，對陰陵泉穴的功能和作用均有非常詳細的說明。按壓陰陵泉穴，就具有很好的治療調理功能。只要脾濕除掉了，表現在面部的一些現象隨即就會消失。

穴名：陰陵泉穴

部位：屬足脾經經脈的穴道，在人體的小腿內側，膝下脛骨內側凹陷處，與陽陵泉相對。

主治：

1.這個穴位能夠清脾理熱、宣洩水液、化濕通陽，對通利小便，治療臍下水腫具有特效。

2.按摩這個穴位，能夠使腹脹、腹絞痛、腸炎痢疾、膝痛等得到緩解。

3.長期按壓這個穴位，對尿滯留、尿失禁，尿路感染、月經不調、陰道炎、膝關節及周圍軟組織疾患，具有很好的改善、調理和保健效果。

4.配足三里、上巨虛，治療腹脹、腹瀉；配中極、膀胱俞、三陰交，治療小便不利；配肝俞、至陽，治療黃疸。

自我取穴按摩法：

1.正坐，將一隻腳舉起，放在另外一隻腳的膝腿上。

2.一隻手輕輕握住膝下。

3.大拇指彎曲，用拇指的指尖從下往上用力揉按，會有刺痛和微酸的感覺。

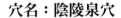

陰陵泉穴

小腿內側，脛骨內側踝後下方凹陷處。

4.每天早晚各揉按一次,每次大約揉按1～3分鐘。

縮小毛孔小撇步

1.**毛巾冰敷**:特別準備一塊乾淨的毛巾放在冰箱裡,徹底清潔完臉之後,把毛巾輕敷在臉上幾秒鐘,這樣可以有縮小毛孔的作用。

2.**用水果敷臉**:吃完西瓜和檸檬之後,保留它們的皮,清洗乾淨之後輕敷在臉上。西瓜和檸檬的皮能幫助收斂柔軟毛細孔,順便還可以達到美白效果。

3.**檸檬汁**:油性皮膚的美眉可以在洗臉的時候,在清水中滴入幾滴檸檬汁,除了可收斂毛孔外,也能減少粉刺和面皰的產生。一定要注意濃度哦,並不是檸檬汁滴得越多越有效。

4.**雞蛋橄欖油緊膚**:將一個雞蛋打散,在其中加入一點點鹽,充分攪拌之後,將橄欖油加入蛋液裡,使二者混合均勻。每週只要做敷1次這個面膜就可以讓肌膚緊實,改善毛孔粗大,促進皮膚的光滑細緻。

5.**栗皮緊膚**:取栗子的內果皮,搗成末狀,與蜂蜜均勻攪拌,塗面部,能使臉部光潔、有彈性。

口氣清新,美麗自然想靠近

一個有魅力的女人,她的波及範圍絕對是包括周圍領空的。所以,對於一個細節美女的最大讚譽就是「吐氣如蘭」。其實不用說做

美女了，稍微關心一下自己形象的人都不願意因為自己的口氣不好而帶來尷尬，畢竟在越來越多的人際交往中，這會大大影響到個人的形象。

很多人認為：每天認真刷兩次牙就能達到清潔口腔的目的。事實上，我們的口腔內並非只有牙齒，牙齒只占整個口腔的25％面積，而我們如果只注重這25％，就會毀了美麗的長遠大計。

中醫認為，體質強壯、神清氣爽、口舌生香是人體正常臟腑功能的外在表現，反之則可能是病態的現象。口臭的產生源於人體的各種急慢性疾病，如清代《雜病源流悄燭》中說：「虛火鬱熱，蘊於胸胃之間則口臭，或勞心味厚之人亦口臭，或肺為火灼口臭。」由中醫辯證論述，即胸腹不暢，濁氣上逆，胃陰耗傷，虛熱內生，胃陰受損，津液不足，虛火上蒸；肺陰受損則氣逆上沖；精氣血受損則虛火鬱熱內結，陰虛津虧胃腸肝膽虛火鬱熱上蒸，肝火犯胃，火氣上炎，脾虛氣滯，寒熱互結，升降失司所而致口臭。

如果只是早上的時候氣味不佳，那麼解決的方法很簡單：吃好早飯。當吃飯或者喝水時唾液開始分泌，而唾液可以清理大部分細菌。而且我們在刷牙過程中會清理很多牙細菌。

刷完牙後，也不要忘記刮一刮你的舌頭。健康的舌頭應該是淺粉色，如果舌頭上面有白色的舌苔的話，那就意味著有幾百萬的細菌在危害著你的健康。

某些女孩子也會在經期的前後發生口臭。這可能是因為激素的變化致使口腔內細菌繁殖。也有可能是因為牙周炎。覆蓋牙齒上的薄膜連接牙齒和牙齦，阻礙空氣進入。這為在缺氧環境下生長的細菌提供了絕好的生存空間，而這些細菌會導致牙齦疾病和口腔異味。

除異味食物大考驗

柚子

柚子是保持口氣清新的法寶。《本草綱目》中李時珍說：「柚的樹、葉似橙。它的果有大小兩種：小的像柑和橙；大的像瓜和升，甚至有圍大超過一尺的，也屬橙類。它的皮很厚，但味道甘美，它的肉有甜有酸。」

性味：味酸，性寒，無毒。

功效主治：主消食，解酒毒，治飲酒的人口臭，去腸胃惡氣，療妊婦厭食、口淡。

優酪乳

每天喝優酪乳可以降低口腔中的硫化氫含量，因為這種物質正是口腔異味的罪魁禍首。經常喝優酪乳還可以阻止口腔中有害細菌的產生，這些細菌會引起牙床疾病或牙菌斑。但是，只有天然的優酪乳具有這樣的功效，乳酸飲料不能有除口臭的效果，所以姐妹們在買優酪乳時一定要「字字計較」。

富含纖維素的蔬菜和水果

包括蘋果、胡蘿蔔和芹菜等，這些蔬菜和水果有助於分泌大量唾液。唾液不僅能濕潤口腔，還能清除附著在牙齒上面或塞在牙縫中的食物殘渣。這些食物殘渣也是導致口腔異味的原因之一。

含大量維生素C的食物

漿果、柑橘、西瓜和其他含有大量維生素C的食物能使口腔形

成一個不利於細菌生長的環境。經常攝入維生素C對牙床的健康也非常有用。但要注意，維生素C應該從天然食品，而非食品添加劑中攝入，因為添加劑可能會使消化功能紊亂。

穴位除臭法

《針灸甲乙經》中記載：「熱病煩心而汗不止，肘攣腋腫，善笑不止，心中痛，目赤黃，小便如血，欲嘔，胸中熱，苦不樂，太息，喉痹嗌乾，喘逆，身熱如火，頭痛如破，短氣胸痛，大陵主之。」《銅人》中也說：「治熱病汗不出，臂攣腋腫，善笑不休，心懸善饑，喜悲泣驚恐。」《玉龍歌》中還有「心胸有病大陵瀉，氣攻胸腹一般針」這樣的句子。從古典醫書對大陵穴的這些詳細記述，我們可以知道這個穴位具有重要作用。這個穴位甚至還能夠治療口臭。當你被口臭煩惱時，不妨每天按按大陵穴，那麼，不用多久，口臭的症狀就能得到改善，還給你清新的口氣。

穴名：大陵穴

主治：

1.本穴具有清心降火、清除口臭的特效。

2.經常按摩此穴，能治失眠、心胸痛、心悸、精神病等。

3.長期按壓這個穴位，對嘔吐、胃痛、胃炎、扁桃腺炎、頭痛、肋間神經痛、腕關節及周圍軟組織疾患等，具有很好的調理和保健作用。

自我取穴按摩法：

1.正坐，手平伸，手掌心向上。

2.輕輕握拳，用另一隻手握住手腕處，四指在外，大拇指彎曲，用指尖或者指甲尖垂直掐按穴位，有刺痛感。

3.先左後右，每天早晚兩側穴位各掐按一次，每次大約掐按1～3分鐘。

正坐，手平伸，掌心向上，輕握拳，用另一手握手腕處，四指在外，彎曲大拇指，以指尖或指甲尖垂直掐按穴位即是。

大陵穴

牙好，容顏才好

牙齒不僅能咀嚼食物、幫助發音，而且對面容的美有很大關係。由於牙齒和牙槽骨的支持，牙弓形態和咬合關係的正常，才會使人的面部和唇頰部顯得豐滿。而當人們講話和微笑時，整齊而潔白的牙齒，更能顯現人的健康和美麗。相反，如果牙弓發育不正常，牙齒排列紊亂，參差不齊，面容就會顯得不協調。如果牙齒缺失太多，唇頰部失去支持而凹陷，就會使人的面容顯得蒼老、消瘦。所以，人們常把牙齒作為衡量美的重要指標之一。

牙齒常見的小疾病

牙痛

1.風寒型：由於感受風寒及吃冷食過多引起。開始輕微疼痛，後來漸漸疼痛加劇，受涼或吸入冷空氣疼痛加重，不能吃東西，有時吃東西或吃熱食，痛亦加重。

2.風火型：多因感受風熱不能向外散發引起。牙肉發腫，一陣陣的刺痛，有時下牙更痛，不能吃飯，坐著躺著都不舒服，大便秘結。

3.腎虛型：多因腎虛兼受風寒引起。牙齒動搖不穩固，進食時痛加重，兼有腰痛。

齲齒

齲齒也就是我們常說的蛀牙。由於牙齒積垢不潔，或多酸甜東西腐蝕了牙齒組織引起的。初起患齒有小洞還沒有覺得疼痛，腐蝕洞孔大了或深了，吃稍硬食物塞到洞孔內就痛；或飲冷熱水、食酸甜食物時受刺激也痛。如果病菌侵入到齒髓，就會使齒髓發炎，痛加劇。

護齒小撇步

古人常用「朱唇玉齒」來形容女子的美貌，可見牙齒在美貌上有著重要的地位。保護牙齒除了合理的飲食營養和養成良好的口腔衛生習慣外，還有一些簡單有效的保健方法。

1.漱：早晚用淡鹽水漱口，能殺菌潔齒、防治蛀牙等病；飯後用溫茶水或溫開水漱口，可消除齒間殘渣碎屑。漱口時要使水在口腔中反復滾動，不斷衝擊牙齒兩側，增強口腔肌肉和黏膜組織的生理功能。

2.刷：刷牙很有講究，牙刷要軟硬適中，每3個月換一次；牙膏

不宜老用一個品牌，用完一支換一個品牌；刷牙時應順牙縫豎刷（上側向下刷，下側向上刷），裡外都刷；刷牙次數一般宜1日2次，起床之後和睡覺之前各一次。

3.剔：有些人在吃瘦肉和纖維食物之後，牙縫中殘留物較多，漱口和刷牙仍難以去除，可用消毒牙籤加以剔除。其中以消毒木簽最為適用，剔時動作宜緩，用力宜輕。值得注意的是，牙齒不能經常剔，否則會加大牙齒的縫隙。

4.煉：古有「菜根煉齒牙」之說。適當吃些有一定硬度的食物，對牙齒具有鍛煉作用和防病效果。當然，不是食物越硬越好，應適可而止，牙齒用力也不可過猛。

5.叩：叩齒是一種高效健牙術，為了使牙齦血脈流暢，提高咀嚼功能，防止各種牙疾，應每日早晚各叩齒一遍。叩齒時口唇微閉，讓上下牙齒有節奏地互相叩擊，開始時可輕叩20次，以後逐漸增加力度和次數。

人要經常叩齒。牙齒的損傷脫落會加速人的衰老，並容易引發多種疾病。每天叩齒可使牙齒更加堅固，並有預防和醫治齒痛的作用，尤其是清晨叩齒對保護牙齒益處更大。叩齒的方法是，排除雜念，口唇輕閉，先叩臼齒50次，再叩門齒50次，再叩犬齒50次，每日早晚各一次，同時用手掌及四指輕揉頸部。

6.舔：用舌頭舔上下牙齦，即舌頭緊貼上下牙齦轉圈，正反各9次；然後，用舌尖在上硬顎處再正反各轉9次。這是對口腔環境的一種按摩，具有健齒效果。

7.咬：這裡特指大小便時咬定牙關，這樣有利於固精、牢齒和排便。

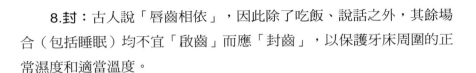

8.封：古人說「唇齒相依」，因此除了吃飯、說話之外，其餘場合（包括睡眠）均不宜「啟齒」而應「封齒」，以保護牙床周圍的正常濕度和適當溫度。

以下介紹一種按摩治療牙疼的方法：

穴名：天沖穴

這個穴位的名稱出自《針灸甲乙經》，在《千金要方》作「天衢」，屬足少陽膽經。關於這個穴位的具體位置，在中國古代醫書中有多種多樣的說法，例如：《針灸甲乙經》中說這個穴位「在耳上如前三分」；《銅人腧穴針灸圖經》中云：「耳後入髮際二寸」；《循經考穴編》中云：「在耳平後三分，入髮際二寸」；《醫學入門》中云：「承靈後一寸半」。另外，在《足少陽膽經穴位分寸歌》中說：「天沖率後三分許，沖斜下寸浮白懸。」不管怎樣，這個穴位都是一個交會穴，作為足少陽膽經上的一個重要穴位，它具有止痛的作用。比如說，當你在頭痛或者牙齦腫痛時，只需輕輕按摩一下這個穴位，很快就能見效。

命名：天，指天部氣血；沖，指氣血運行為沖射之狀。「天沖」的意思是指膽經經氣吸熱後脹散，並由本穴沖射於天之各部。本穴物質為率谷穴傳來的水濕之氣，到達本穴後，因受穴外傳入之熱，水濕之氣脹散，並沖射於膽經之外的天部，所以名「天沖」，也稱「天衢」。

部位：這個穴位在頭部，當耳根後緣直上入髮際2寸，率谷後0.5寸處。

主治：

1.經常按摩這個穴位，具有益氣補陽的作用。

2.經常按摩這個穴位，能夠有效治療頭痛、齒齦腫痛、癲癇、驚恐、瘦氣等疾患。

3.配目窗穴、風池穴，能夠有效治療頭痛。

自我取穴按摩法：

1.正立，兩隻手抬起，手掌心朝外，把食指、中指和無名指併攏，平貼在耳尖後，食指位於耳尖後的髮際，則無名指所在的位置就是這個穴位。

2.將四指併攏，輕輕按揉這個穴位。

3.左右兩側穴位，每天早晚各按揉一次，每次大約按揉1～3分鐘，或者兩側穴位同時按揉。

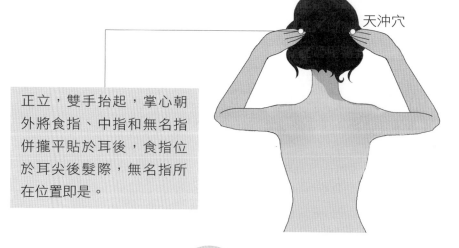

天沖穴

正立，雙手抬起，掌心朝外將食指、中指和無名指併攏平貼於耳後，食指位於耳尖後髮際，無名指所在位置即是。

聽聽「痘痘」的悄悄話

　　黃帝內經《生氣通天大論》中講到：「汗出見濕，乃生痤。高粱之變，足生大丁，受如持虛。」人體外在的很多疾病，都是內部陰陽失去平衡的外現。皮膚也一樣，臉上的小痘痘長出來，其實就是身體內部陰陽氣血不調造成熱毒、痰、淤這些不正常的東西誘發臉上出現痘痘。這一點古人早就認識到了，像「痤痱」、「粉刺」這些面部常見的小痘痘，是由於濕氣太重或者是血中有鬱熱不能散去所造成的。

　　如果姐妹們臉上出現了痘痘，那一定是我們的身體在用一種方式和我們溝通，那麼就讓我們瞭解一下我們臉上的痘痘都說些什麼吧。

額頭痘痘

　　如果額頭上不斷冒痘痘的話，那麼我們的理解關鍵字就是——肝臟和心。這說明我們的肝臟已經積累了過多毒素。毒素的形成原因很可能是因為不規律的生活、晝夜顛倒、長時間熬夜、突然改變作息時間等等。

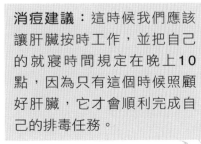

消痘建議：這時候我們應該讓肝臟按時工作，並把自己的就寢時間規定在晚上10點，因為只有這個時候照顧好肝臟，它才會順利完成自己的排毒任務。

額頭冒痘的伴隨情緒大概就是你不好的脾氣了，因為這表示你這段時間心火過旺。中醫認為，五臟當中，心為君主之官，主理人體的神志和血脈功能，如果多思多慮的話，必然耗傷心氣，容易出現入睡困難、睡中多夢、晨醒過早等睡眠問題，也容易造成氣血運行阻滯，出現心悸、胸悶、氣短等症狀。這類情況的降火應以養心為先。

🖌 鼻翼痘痘

當鼻翼處長出痘痘時，那麼我們的理解關鍵字就是——胃。除了因為處在三角區而油脂分泌旺盛的原因之外，就是因為你的胃火過大，且消化不良。如果鼻頭還伴隨著輕微的脫皮現象，那還表示你臉部的血液循環不是很暢通。另外，經常便秘和胃脹氣的人也容易長鼻痘。

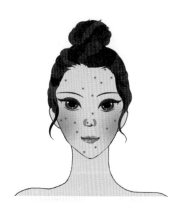

消痘建議：這個時候的你應該忌食刺激性食品，並且少吃肉，「辣」妹一族更是要忌口，這個時段選擇的食物和水都應該是溫性的，這樣就會緩解胃中分泌過多的胃液導致胃酸，以致加重胃火。

🖌 唇邊痘痘

當你的嘴唇周邊冒出了小痘痘之後，那就表示你的腸子有問題

了。因為便秘或者腸熱，都是唇邊長痘的原因。當然，如果因為你刷牙的時候沒有把含氟的牙膏擦乾淨，也是會導致唇邊長痘痘的。

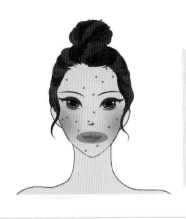

消痘建議：舒緩你的腸子，這樣才能有助於排毒。便秘導致你體內毒素累積，這個時候應多吃一些高纖維的蔬菜和水果，連吃幾天富含纖維的食物疏通腸道，唇邊痘痘的問題就能解決了。

印堂痘痘

印堂的痘痘是你最不能輕視的痘痘，因為這關乎我們身體的中心——心臟。當心臟活力減弱的時候，印堂才會長痘痘，並且出現心悸和胸悶的現象。

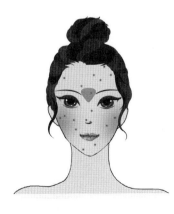

消痘建議：這個時間段一定要注意自己的心臟，遠離劇烈運動，增加睡眠，遠離菸酒和無節制的娛樂生活。如果發現痘痘還沒有消失的話，這個時候就必須去請教醫生了，這樣才能找出問題所在。

髮際痘痘

　　長在髮際中間的痘痘是最容易被我們忽視的，因為一來有濃密的頭髮遮蓋，二來痘痘基本上已經逃出我們的關注範圍。細心的你如果發現髮際上生成了痘痘，那一定要檢查你的日常卸妝工作是不是沒有做好。因為卸妝沒卸乾淨，或者清潔時忽略了這個小細節，造成角質太厚，毛孔堵塞，容易在髮際或眉間形成細小痘痘。

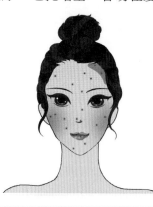

消痘建議： 每天潔面時一定要注意髮際邊緣的清潔，及時清除會堵塞髮際周圍毛孔的代謝物，這樣才不至於造成惱人的痘痘。

左臉頰痘痘

　　如果你左臉頰上長出了痘痘，那就說明你血液的排毒能力降低了，原因就是你的血液循環出現了問題。

　　如果再深究其中的原因，那麼就要說到肝了。左臉的痘痘說明你肝氣鬱滯，也就是說在這段時間裡，你的壓力過大，而且也沒有找到可以緩解的方式。中醫理論認為，長期的情緒鬱結會影響肝功能疏泄，因為肝不僅管理著情志，更有藏血的功能。所以，想要和痘痘達成妥協，就必須先照管好自己的情緒，情緒穩定了，過剩的肝火就會下降，自然就會有一個好臉色了。

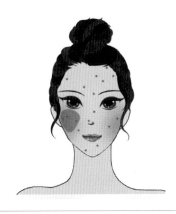

消痘建議：加速血液循環的方法就是讓身體遠離悶熱。在洗澡的時候可以選擇溫度相對較低的水，但一定要注意溫度，不要造成感冒。選擇水果的時候要選擇食性味涼性的水果，再吃一些涼血的食物，如絲瓜、冬瓜、柿餅、綠豆等。

右臉頰痘痘

　　右臉頰痘痘是肺部有炎症的反應。如果你肺火上升、喉嚨乾燥、痰多咳嗽的話，那你右臉頰的痘痘就蠢蠢欲動了。

　　肺部上火一般出現在秋天較多，而且多會伴有咳嗽、咽癢、咽痛、有痰等症狀。肺處於五臟最高的位置，被稱為華蓋，它主司呼吸運動，從自然界吸入清氣，又把體內的濁氣排出體外，是心臟的輔臣，幫助新陳代謝順利進行。這類情況的降火不妨以滋補潤肺為主。

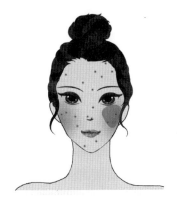

消痘建議：既然是肺功能出了問題，那就一定要讓呼吸保持暢通。儘量避免吃一些芒果、芋頭、海鮮等易過敏的食物；如果你夜生活豐富，那麼你就更應該停止喝酒，因為以上食物會讓你的氣管、支氣管、肺部更加不適。

腮邊頰痘痘

姐妹們一般是不會在腮部長痘痘的，但如果真的腮部冒出痘痘，就表示你的淋巴循環系統出現了問題。這是因為你的肝臟長期負擔過重，這個時候就會在耳際、脖子和臉交界處產生痘痘。

如果長期嗜食辛辣、油膩或嗜酒，就會導致胃腸蘊熱。中醫理論認為，如果經常吃一些熱性食物，胃腸道中就容易積有熱邪，從而造成胃腸不通暢，傳輸功能受阻，就會引發消化不良、口乾、口臭、便秘等問題。另外，腦力工作者的午餐不要吃得太飽，晚餐宜吃得清淡一些。每餐餐後吃1個蘋果，平時宜多吃菠菜、胡蘿蔔、番茄、胚芽米、橘子、地瓜等食物，多喝水，記住每天要喝足夠的水。

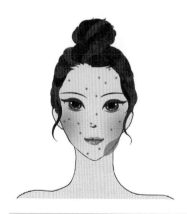

消痘建議：加快肝膽的排毒功能，這個時候不能過度勞累，不能飽飲飽食，不加重腸胃負擔。對於腸胃不好的人，中醫通常會建議養成定時排便的習慣，並每天晨起即喝杯淡鹽水，早餐再喝杯牛奶，促使大腸菌產生乳酸，促進腸蠕動。

下巴痘痘

下巴上的痘痘應該是姐妹們最熟悉的痘痘，因為它通常是和「大姨媽」結伴而來的。一般表示體內激素失調，週期失衡。這就是為什麼我們已經過了青春的年齡，還依然有「青春痘」煩惱的原因。

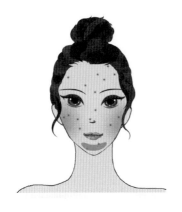

消痘建議：一般月經來得比較長的時候，痘痘的週期就會比較長，這主要是因為體內的激素分泌非常旺盛，變化的幅度比較大，內分泌失調而引起的。通常這種情況我們是不必理會，只要在月經期間少吃冰冷的東西，注意補充營養和休息，就不會有什麼大問題。

漂亮系列 03

《本草綱目》和《黃帝內經》中的女人養顏經

金塊 文化

作　　者：張小暖
發 行 人：王志強
總 編 輯：余素珠
美術編輯：JOHN平面設計工作室

出 版 社：金塊文化事業有限公司
地　　址：台北縣新莊市立信三街35巷2號12樓
電　　話：02-2276-8940
傳　　真：02-2276-3425
E－m a i l：nuggetsculture@yahoo.com.tw

劃撥帳號：50138199
戶　　名：金塊文化事業有限公司

總 經 銷：商流文化事業有限公司
電　　話：02-2228-8841
印　　刷：群鋒印刷
初版一刷：2010年11月
定　　價：新台幣290元

國家圖書館出版品預行編目資料

本草綱目和黃帝內經中的女人養顏經 / 張小暖作
　── 初版. ── 臺北縣新莊市：金塊文化，2010. 11
　　面；公分. ──（漂亮系列：3）
　　ISBN 978-986-85988-9-8（平裝）
1.本草綱目 2.內經 3.中醫理論 4.婦女健康 5.美容
　　414.1213　　　　　　　　　　99020842